小論文を書く上での考え方

はじめに

　大学入試の現実は、年々変化している。それに伴って、入試の一環として実施される小論文試験も確実に変化してきている。第一に見られるのは、課題文の引用が減少し、課題のみの出題が増加しているという事実である。背景には著作権意識の浸透がある。大学入試に採用される文章も、大学が利用するにあたっては著作権法の適用を受ける。その結果、課題文を引用するタイプの出題が減少していると考えられる。次に目につくのは、文字制限の変化である。全体として制限字数が少なくなる傾向が続いている。千字を超えるようなものはきわめて少数となり、八百字の制限も多くはない。現在の小論文は、六百字の制限が主流になっていると言ってよい。以上の二つの変化を見ると、一見小論文が易しくなったように思われるかもしれない。しかし、事実はむしろ逆であって、受験生諸君には、これまで以上に高い能力が求められると考えるべきである。課題文の引用がある場合、その課題文自体が小論文を書く上での手がかりになり得る。課題文の筆者の意見を要約した上で、それに対する自分の意見を述べればよいのである。だが、課題だけが与えられた場合は、一からその課題について論じなければならない。そのため、より高い識見が求められることになる。また、制限字数の減少に対応するには、自分の意見やその根拠、具体例などを、簡潔かつ論理的に述べる必要がある。限られた字数の中で、自分の意見や主張を的確に述べるためには、これまで以上に構成力や要約力が不可欠だと考えるべきである。

　少子化による受験人口の減少に伴って、大学は入試機会を増加させるとともに新しい入試方法を模索している。その代表がAO入試である。本来、アメリカのようにゆっくりと時間をかけて志願者の適性を見るのがAO入試であるが、日本の場合は、面接を繰り返しながら、大学で用意した行事への参加を求めたり、小論文を組み合わせたりする方法がとられている。その場合の小論文は、課題を示して受験生の考えを見る形式のほかに、岩波新書や専門に関わる啓蒙書の類を、要旨をまとめて説明せよといった形式をとることも考えられる。いずれにしても、小論文の重要性が増すことはあっても、減少することはないであろう。

　出題される課題の傾向としては、大きく次の四つが挙げられる。1．大学生となった場合、あるいは大学を卒業して医療人となった場合の自覚や抱負について問うもの。2．医学・歯学についての知識、あるいは医療の持つ問題点についての知識などを問い、それについての自分の意見を論述させるもの。3．医学・歯学に直接関わらない一般的課題についての自分の意見を論述させるもの。4．時事問題についての知識を問い、それについての自分の意見を論述させるもの。実際の入試では、以上の課題の幾つかが組み合わさっている場合や、付してある資料を活用しなければならない場合もある。こうした課題に対応するためには、どのような準備が必要であろうか。まず、語るに足る自分の意見を持つことが、最も重要である。大学生活の抱負にしろ、時事問題に対する意見にしろ、受験当日、小論文の課題を見て初めて考え始めるというのでは、読むに値する文章を書くことはできない。では、自分の意見を持つには、何が必要か。日ごろから、知識・情報を集め、それについて自分の頭で考えておくことである。それは、医学・歯学の分野に限ったものに限らず、もっと社会全体に通じる幅広い視野をもった思考でなければならない。また独りよがりのものではなく、公平性を保っ

た思考でなければならない。特に時事問題への関心を持つことは、きわめて重要である。臓器移植法の改正、ES 細胞から iPS 細胞へ、また医療過誤による裁判の増加などといった医学・歯学に関わることはもちろん、東日本大震災とそこからの復興、TPP 交渉など、社会全体に関わる問題に目を向ける必要がある。特に東日本大震災からの復興は、現代の日本が抱える最も大きな問題の一つであり、そのことに医療人としてどのように向かい合うか、自分なりの論点と主張を確立しておくべきであろう。

　このように見てくると、小論文というものが、単に受験に必要だというだけでのものではなく、社会の中で生きる自己の確立につながるものであることが理解される。この本は、受験対策だけを目的に作られたものではない。もっと全人的なもの、つまり、受験生自身が自己の意見を作りだし、目の前に広がる世界と自己との関係に気づき、人生を意味あるものとして生きていくことを希望して、この本は作られたのである。最後に、我々入試検討委員会の希望を受け入れ、再び改訂のための場を用意して下さった、みすず学苑中央教育研究所のスタッフの方々に、この場を借りてお礼申し上げたい。

小論文指導の現場から

◆大学が要求しているもの

　もしも君達が、知識や技能を身につけるのが学校であると考えているならば、大学は学校という以上の機能を持っていると言ってよいだろう。それは研究と呼ばれるものである。研究とは知識や理解力、そして技能を身につける以上に、その知識や理解力、そして技能を活用して、目の前にある現象について考えることを要求するものなのである。ただ現在では、研究の最前線は、大学院に移っていると考えて良い。しかし、それでは大学において研究というものが無くなったのかというと、そんなことはない。少なくとも研究的態度は依然として必要とされているし、それが非常に重要な要素であることは否定できないのである。そして、研究という機能を満たすためには、十分な知識を持っていることに加えて、ものを考えるという習慣を持った人間を選抜しなければならない。したがって、そのためには知識を持っていることだけを判定するだけでは不十分なのである。例えば数学を例に採ろう。数学で言えば、公式を知っていることは前提である。そして公式によって応用問題を解くことが出来ることも重要である。しかし、それだけでは研究は出来ないのである。なぜなら、公式を知っていて、応用問題を解くことが出来るのは、問題が誰かによって与えられるからである。ところが研究をするためには、問題、それ自体も自分自身で見つけ出さなくてはならない。つまり問題を見つけ出すことが出来るような発想、目の前の現象について考えることが出来るような態度が必要なのである。大学の中にある数多くの学部の中でも医学関係の学部は、他の学部に比較して研究的な色合いを色濃く持つ学部である。なぜなら、卒業後も自らの能力によって、新しい知識や技能の獲得のために論文を読み、そして目の前の患者に現れた症状を見つめて考え行く必要があるからである。しかも AO 入試などの導入によって、今まで以上に志願者の人間性や考え方、そして思考能力がためされるとになる。今回の改訂はこのようなところに焦点を当てていることを強調しておこう。

　一方、受験生の選抜方法の一つとして、小論文が定着してから既に長い時間が経過した。どうやら小論文という選抜の形式は、紆余曲折(うよきょくせつ)を経ながらも、一つの形式

として残るだろうと我々は考えている。高校生は大学合格を早く決めたいと思うようになり、大学もまた早く定員を確保したいと考えるようになってきたからである。したがって、AO入試の導入や受験人口の減少によって、数ある入試形式のなかの一つとして、比重が増加する可能性が高い。つまり小論文は小さな山から連山の一つに成ったということができる。他の入試方法との組み合わせということになる可能性が高い。小論文という選抜の形式は、表面的には、限られた時間の中で与えられた課題に対して文章によって回答をするという形式である。しかし選抜という形態をとっている以上、そこには出題者によって意図されたものが存在する。それは回答というよりは解答と言う言葉が当てはまる。その出題者の意図を理解するためにも、ここで、小論文という選抜の形式がどのような考え方から生まれ、そして今後どのようになっていくのかについて考えておくことは意味のないことではないだろう。

◆小論文という選抜方法の過去と未来

　30年程前までは、学力試験による選抜という方法が幅を利かせてきたということは皆さんもご存じだろう。従来、大学の入試は、大学に入学するに相応しい知識や理解力、そして技能を身につけているかどうかを判定するものだった。大学の入試問題の作成者もそう考えて問題を作成していたようである。ところが、受験生の皆さんが考えている大学での勉強と、大学の人間が考えている大学での勉強とでは、性質の上で大きな違いがあったのである。実際、受験生の君達が高校生活の中で経験してきた勉強とは、知識や技能を身につけて、定期考査の際に、自分がそれまでに習った知識や技能を十分に修得しているということを示すものだった。その結果、大学ので勉強も、高校時代と同じように、知識や技能を身につけて、定期考査の際に、自分がそれまでに習った知識や技能を十分に修得しているということを示すものであると考えたとしても不思議ではないだろう。つまり、高校時代は、知識や技術が教員から一方的に流れてくるのを受けとめて、定期考査を受けるだけで済んでいたのである。

　一方、大学の関係者は同じようには考えていなかった。大学での勉強とは、知識や技能を修得することはもちろんだが、それ以上に目の前の現象を批判的に眺め、そして検討すること、つまり自分自身で問題を発見し、そこにある解答を与えることが重要であると考えていたのである。高校でも大学でも、全く異なった内容のものを、同じように勉強という言葉で呼んでいたのが不幸であったと言えば言えるだろう。それでも高校での勉強と大学での勉強が質的には異なるものであるということが理解されているうちは、それほど問題があるわけではなかった。なぜなら大学に入学してきた学生の多くが、大学での勉強というものがそれまでの勉強とは質的に異なることを理解した上で入学したからである。ところが、この二つの勉強の間には大きな乖離(かいり：お互いに離れていること)があることが、はっきりと理解されなくなると、ちょっと困ったことが起きるようになった。知識や技術を習得しさえすればよいのだと考える学生や、または知識や技術を習得することしか出来ない学生が多くなってしまったのである。その結果、大学関係者は、学力だけの試験では、大学で必要とされる能力を見るには不十分であることに気づいたのである。このような考え方は現在では定説と言ってもよいだろう。高校の最低卒業単位数は74単位まで減少したが、大学の入試問題は依然として従来の内容が出題される。高校の勉強と入試問題の間には大きな溝が存在しているのである。

　このような情況を背景として小論文という形の試験が生まれてきたのである。そうは言っ

ても小論文の初期、つまり小論文という形式が採用されてしばらくの間は、出題する側にも受験生の側にもある種のとまどいがあった。受験生にとっては、それまでに無い形式だけにどうして良いのか分からないというのが本当のところだったようである。小論文と作文はどのように違うのかという質問は現在でもあるものだが、その時の受験生は、まさしくそんなところから始めなければならなかった。今でも同じような質問があるというのは面白いことだが、それはヤゴのパラドックスという有名な話に似ている。ヤゴのパラドックスとは、次のような話である。トンボの幼虫であるヤゴは水の中で生活しているために、水の外の世界を知らない。そこで、大人になったらきっと水の外の世界の話をするために戻って来ようとヤゴ同志で相談をするが、いざ大人のトンボになると、戻ることもないというお話である。同じように、自分自身が受験生の時には、小論文と作文の違いは大きな問題だが、入試に受かってしまえば、大した問題ではない。そのために、受験生に向かって小論文とはこのようなものであるという説明をすることもなく、そしてその違いを突き詰めて考える必要も無いのである。ヤゴと同じように、受験生は、毎年小論文と作文はどのように違うのかという質問から始めなければならないのである。

　一方、出題する大学の側はどうだったのだろうか。どのように小論文を評価するかという問題が第一に浮上してきた。小論文の評価というのは、簡単なようでありながら、大変複雑な問題を持っている。それは、評価のための規則を細かく作れば作るほど、例外がますます増えてしまうという問題である。小論文の解答は、テストの解答と違って、全く同じものは二つとないから、その全てに対応できるような評価のための規則を、前もって作っておくことは不可能に近い。結局の所、蓋を開けてみなければ分からないのである。しかし、評価のための大きな方法として、現在でも行われているいくつかの方法が生まれてきた。例えば、採点に参加した担当者がそれぞれ持ち点を持ち、妥当だと考えられる点数を与え、その得点を合計するものである。また同様にして採点に参加した担当者が与えた点数を、その最高点と最低点を除き、残りの得点の平均点を得点とする方法もある。ヒントはスキーのジャンプ競技にあったという冗談があるが、本当の所はわからない。また、A段階からD段階まで、といった形の段階評価も存在している。もちろん、あくまで内容に踏み込んだ統一ルールを考えるべきであるという考えも存在する。小論文の予想される内容をパターンによって分類し、そのパターンごとに評価を考えておくものである。これは実施前に綿密な打ち合わせを必要とする。特に小論文の出題において、出題側が求めるものは何かという内容を共通の認識として持つ必要が有る。この他にもいくつかの方法があるようだが、共通しているのは、漢字の間違いは減点の対象であるということのようである。もちろんそれ以外にも、公平性といったものは、当然配慮されている。複数のチームで採点に当たるような場合には、その結果を統計的に処理し、どれかのチームに有利にならないような配慮がされているとも聞く。実際には沢山の試行錯誤が繰り返されて、そして、それぞれの大学がそれぞれの方法で採点しているのである。

　さて、小論文の試験も、初めの頃を過ぎると、それまでとは異なった問題が見えてくるようになった。それは、出題される課題と受験生の対応という関係の中で起きた問題である。つまり、出題された課題が直ぐに研究され尽くし、大学関係者は金太郎飴を切ったときのように、同じような内容の小論文を読むことになってしまったのである。課題と解答が密接に関係を持つ余り、試験として研究しやすく、しかも定式化しやすいものとなってしまい、このような課題にはこのような解答を書くべしという規範が出来上がってしまったのである。

小論文も問題である以上、受験産業の中で研究されるべきものであったのである。そこで解答への課題の拘束性も緩く、しかも解答がある範囲から逸脱しないような課題が出題されるようになる。それと同時に、採点の基準は出題された課題の拘束から、幾分離れたところに求められるようになる。それが、論旨の展開である。この時期が小論文の問題としての大きな転回点だったと言えるだろう。それまでは、大学側は小論文を書けることを要求すると同時に、受験生が志望する専門学科の知識をも要求することがあった。ところが、このころから志望学科と密接な関係を持つ課題は少なくなり始めたのである。そして、志望学科と密接な関係を持つ知識を見るよりも、小論文としての論旨の展開を評価の基準とする傾向が現れてきたのである。そのために、逆に既に使い古された課題であっても、論旨の展開を見るためには、まだまだ出題する価値のある課題があることが分かったのである。大学入試に出る問題は、過去の受験生も出来なかった。だから今でも出題されるのだという笑い話があるが、この話は一面の真実を伝えている。「私の高校生活」とか「今まで一番嬉しかったこと」といった課題は、個人によってその経験が異なるということから言えば、解答を定式化しにくく、そして論旨の展開を見るためには十分な課題であるのである。現在でもこの傾向は続いていると言えるだろう。

　それでは、小論文という形式は、重要な試験の形式としてこれからも変遷を続けていくのだろうか。答えは、肯定的である。すでに面接やAO入試といった新しい選抜の方法が試みられている。現実として、国公立では、旭川医科大学、札幌医科大学、弘前大学、東北大学、秋田大学、山形大学、福島県立医科大学を始めとして、私立では岩手医科大学、獨協医科大学、埼玉医科大学、北里大学などがAO入試を取り入れ始めている。その方法は、センター試験との組み合わせであったり、またはセンター試験を必要としない場合もあるが、AO入試が一つの流れになることは否定できないだろう。そのような変化の中で、今までの小論文は姿を変えて、様々な機会を捉えて、自分自身の考えを文章という形でまとめる能力を問うことになる。新しい形式の試験の中では、与えられた論文の要旨のまとめや、自分自身のアピール、そして自分自身の考えをまとめる従来のような小論文の形式など多彩なあり方が検討されている。入試という選抜の方法が多様化することは非常に良いことである。人間という複雑なものを単純なスケールで測るよりは、たくさんのスケールによって人間の複雑さを理解しようとする方が、我々人間という生物の現状に合っているように思われるからである。さてそれでは、小論文以外に見える選抜の動きを見ておこう。

◆AO入試：知識と人間を見る入試
　ここ数年で新しい傾向が生まれつつある。それが、AO入試であり、そして面接である。その理由は入学志願者の減少と、入学志願者の減少に伴う世間からの要求である。入学志願者の減少は、大学に大きな動揺を巻き起こしている。入学志願者の減少は確実に入試倍率の低下を招き、結果的には従来では受かるはずのなかった受験生が大学の門をくぐることになり、結果的には大学生の学力の低下となって表面化した。この際、入れなければいいではないかという議論は意味をなさない。私学は企業体であり、また、国公立の大学も独立行政法人となり、限られた予算の中で運営されるものだからである。つまり、一定以上の定員を取らない限り採算がとれないのである。また、この状況に世間の声も拍車を掛けている。定員が空いていれば合格させるのが筋であるという考え方である。特に国公立は世間の声に弱い。さて、大学は新たな入試方法を考えなければならなくなったが、入学志願者の減少を逆手に

とって、受験生をもっとよく見てみよう、そして本来の学問に適性があるものを入学させようとする試みが現れてきた。それがAO入試である。すでにAO入試は一般的な入試方法のとしての地位を獲得したが、そのほとんどは単に数回の面接を行って入学を許可するという、受験生の青田刈りに過ぎないものである。しかし、本来は長い時間を掛けて受験生の適性を判断しようとするところにAO入試の狙いがある。医学部や歯学部がAO入試を導入するとき、今後は高大連携などを利用して、大学の授業に参加させるような形式で、この本来のやり方を導入するところが増えると予想される。

　小論文という選抜の形式がどのようにして生まれてきたのかは既に述べてきた。これからここで述べることも、小論文が生まれてきた経緯と基本的には同じような発想を持っている。つまり知識だけではなく、本人を見ようとする発想である。面接が昔からある選抜の形式で、そして今も人気のある選抜の形式であることには理由がある。それは本人の態度や雰囲気といったものを直接目にすることが出きるということである。寡黙のように見える人が、いざ話し始めると口から先に生まれてきたようなおしゃべりだったということはよくある話だろう。つまり、人は見かけで判断できないという指摘はいつの時代でも真実なのである。特にその本人の情熱とか性格といったものは、小論文のような限られた字数で表現される場合には皆同じ情熱と性格を備えていることになってしまうと言っても良いだろう。つまり、面接によって本人に会うということは、文字では表現されない、大きな情報をもたらすことになるのである。面接の質問者にとって、志望の動機や長所や短所といったお話は、訓練されて来ることが分かっているから、あまり大きな情報をもたらさない。そこで面接の質問者は、前もって訓練できないような質問をする。面接される方にとっては些細な質問であるような、たとえば「今朝、ここに来るまでにどんなことが印象に残っているか」とか「どんなテレビ番組が好きか」といった質問である。面接の質問者はそこから畳み込むように次々と質問を続けるだろう。その質疑応答の中に、本人の性格や注意深さ、そして、裏に隠れていた考え方が出てくるのである。面接で高い評価を受けた人は、不思議なほどにこの手の妙な質問を、後になっても覚えているものである。ここ数年、面接の方法も多様な展開を見せている。一人での面接から集団面接へ、そして集団による討議を行うような面接へと多様な展開をしているのが今の面接なのである。一人の面接から集団面接へと移行する過程では、評価の問題が関わっていたようである。つまり人間を一人で見るよりも、5人か6人の集団の中で会話をした方が、他者との比較という点で評価しやすいという傾向があるからである。また問題解決能力という面から、複数の受験生による討議を面接者が観察するというやり方も生まれて来た。そして、これからは、大学の主催するセミナーや授業に参加させるということも行われるようなるだろう。そこでは従来の小論文だけではなく、実験や授業のレポート、自己アピールや発表のための原稿作成など、自分自身の考えを文章の形でまとめることが求められ、最終的にはプレゼンテーション能力が問われるはずである。

　一方このような動きの中で、小論文を指導する現場の人間が気づいたのは、書くという行為やプレゼンテーションはそれほど簡単なものではないということであった。その結果、片手間の指導から本格的な指導の対象となり、それぞれの高校でも小論文の講座をおいているところが少なくないようである。いくつかの教科書会社は、既に小論文指導のためのテキストを作成しているし、志望動機の書き方のためのテキストを作成しているところもある。しかし小論文指導の方法論が確立しているかというと、答えは決して肯定的なものではない。なぜなら、本書ですでに述べたように、小論文を書くという行為の根本には、自分自身の意

見を作り出すということに気づき、目の前に広がる世の中と自分の関係に気づき、そして自分の人生を意味あるものとして生きていくことが必要だからである。ただの点取り虫の優等生に小論文を苦手とする学生が多いのは、まさにこの理由によるのである。次に小論文の指導について考えてみよう。

◆小論文の指導の方法
　小論文の指導は決して易しいものではない。小論文の指導を簡単にするためには、小論文を書くための理論を作ることである。理論を作ることは簡単である。しかし、その理論によって、まるで数学の応用問題を解くように小論文を書くことは出来ないのである。それでは、なぜ小論文の理論を考えて指導することが難しいのだろうか。理論とは、誰がやっても理論通りの結果を予想することが出来る。理論とは人間の個人的な行動の差異とは関係のないところで成立しているものであるということができるだろう。ところが小論文はそうではない。小論文を書くという行為は、それを書く人間の経験や発想が現れる極めて人間的な行為なのである。人間の行う行為はどんなものであっても個人的な差異がつきまとうものである。人間の行動の個人差を乗り越えてしまうはずの理論だが、小論文のように、再び個人の行動に委ねられてしまうような場合には、逆に理論が個人の行動を混乱させてしまうのである。小論文を書くという、人間の具体的な行動を抽象化して作り上げたはずの理論だが、一旦抽象化されて理論となってしまうと、小論文を書くという具体的な行動からは大きく離れたものとなってしまうのである。ところがどんなものでもそうだが、抽象化されたものは、具体的な形で展開される場合には、いろいろな形で表現されてしまうものである。身近な例では法律がそうであると言えるだろう。刑法と呼ばれるものを考えてみよう。人間の犯罪を抽象化したものから、類型的な犯罪を取り出して処罰の対象としているものが刑法である。しかし、抽象化された類型がある一方で、実際の犯罪は様々な形で現れてくるものである。その結果、どの条項に該当するかという、理論と具体的な形との関連の問題を考えなければならないのである。もちろん、実際には判例という形でその理論と具体的な行動との間と埋めている。しかし、小論文の課題を目の前にして、この課題は理論で言えばどこに該当するのだろうかという問題を考えるとしたら、そして理論と具体的な行動との間が埋められていないとしたら、それが小論文を書くという目的からは大きく逸脱した道に入りつつあるのだということは容易に理解できるだろう。ましてや小論文の評価過程が公表されていない以上、判例にあたるものはない。
　受験生の君達は、小論文の問題集について疑問を感じたことがあるはずである。しかも課題と模範解答例、そして解説を読むことで、自分の持っているわだかまりが解けた人は少ないことだろう。現在の多くの小論文の解説書は、問題集という言い方では作られていない。小論文の課題と模範解答例を載せて、そしてこの模範解答例がどのような考えの結果生まれてきたものかが解説されるのである。ところが小論文を書くのは自分自身であり、しかもどこかで見た解説そのままに考えて、解答をそのまま書き写すことは不可能であることはすぐに理解できるだろう。
　数学や国語、そして社会といった科目では、問題集という形式が成立する。解答した後で正しい答えを見て、そして間違いや知識の不足を発見し、間違った知識を修正し、足りない知識を追加して補うという経過をたどるものである。つまり、数学や国語、そして社会といった科目にあるような一般的な学力試験では、勉強の方法論という理論と、問題を解いて解答するという具体的な行動の間を、問題集によって繋ぎ、連続したものとすることが出来る

のである。ところが小論文はそうではない。小論文は、理論を造っても、その理論と小論文を書くという具体的な行為の間と上手に連続させることが出来ないのである。それでは、小論文の指導はどのように行われているのだろうか。

　小論文の指導は、まず書いてみなさいというところから始まる。皆さんが、小論文について、担当の先生のところに相談に行くと、必ずといって良いほど、まず書いてみなさいと言われて、何かの課題を渡されることだろう。そして、君達は小論文を書き上げることになる。小論文を書き上げて、担当の先生のところに持っていくと、いろいろな注意が与えられるだろう。漢字が間違っているかも知れない。「です」・「ます」の文体が混用されているかも知れない。担当の先生は書き上げた小論文にコメントを書いてくれるかも知れない。そして次の課題を渡すと、もう一度書いてくるようにと言うことだろう。これが、小論文の一般的な指導の経過であるということができると思う。

　ところで、このような小論文の指導の経過は、痒いところに手が届かないようだと感じられるのではないだろうか。別な言い方をすると、小論文の指導を受けていても、なんとなくおざなりの扱いをされたような記憶しか残らないのではないだろうか。なぜなら、小論文の指導をしている側には、小論文の中心を形作っている君達の発想や、君達の経験については、指導することが出来ないのである。その発想は間違っているとか、こういった考え方でなくてはいけないという指導をするとしたら、ある課題に対する解答を予想していることになる。それでは解答を習うことと大きな差があるわけではない上に、まったく初めての小論文の課題には対応することが出来ない。もしも小論文の指導とは、発想の仕方を習うことだと考えているとしたら、小論文は、ただ文章を書くための技術となってしまうだろう。教える方は、思い切った教え方もできず、しかもそれなりの小論文を書けるようにしなくてはならないという微妙な立場に置かれることになる。そのために、小論文の指導は、痒いところに手が届かないような、何とも曖昧な指導となってしまうのである。しかし、沢山の小論文が問題として毎年出されれば、当然対応も進歩する。その対応の中で、小論文の指導の担当者たちが気づいたのは、小論文を書くために必要なものは、表面的な技術ではないということである。発想や考え方、言葉を換えれば、それまでの体験や世界観といった"ものの見方"が重要であるということに気づいたのである。今までの指導方法の欠点を補うために、カウンセリングのように、対話式で指導をしている人達がいる。まず小論文を書いてきた生徒を前にして、小論文を一読するが、すぐに批評を始めるようなことはしない。次にどのようなことを考えたのかを生徒に聞く。その話を聞いて、もう少し別なことにも気づいた方がいいなと思えば、そのことに関係した質問をする。先生は、ここはどう思うのか、といった質問をして生徒の話を聞くことを中心とする方法である。その対話の中で自分自身の考えを広げ、そしてどのように筋道を着ければよいかを気づかせようとするものである。そして最後に生徒の小論文を自分自身で読ませると、今度は自分の頭の中が整理されているから、自分自身で自分の小論文の不備に気づくことが出来る。これは悪くない方法である。しかしたくさんの生徒を一度に相手に出来ないことや、その能力を持った担当者が多くはいないということがある。

　さて、小論文という選抜の発想がどのように現れてきたのかということを見て、そしてどのような指導が行われているかということを見てきた。ある意味では、小論文という形式は、その成立の発想から、問題集という形式や一斉指導という形式を拒否しているのである。私達は、個人の経験とか個人の発想に目を向けて、小論文とか、問題集という発想以前のところから始めなければならないのである。

小論文を書くために

◆言葉が私達を創る

　私達が毎日何気なく使用している言葉は、実は、私達の行動や思考、そして身体にも、とても重要な意味を持っている。もしもここで、言葉は伝達の道具だからという発想が浮かんだとしたら、言葉は単に伝達の道具などではないのだということを強調しておきたいと思う。あるいは言葉は私たちの生活の全てであるといってもいいかもしれない。言葉は私たちの生活全てでありながら、同時に生活の一部分であるという言い方をしなければならない。

　ここで言葉というものが存在しない場合を考えてみてほしい。もちろんここで言う、「言葉が存在しない場合」というのは、言葉がなければ電話もできないとか、愛の言葉も語れないといったレヴェルの問題ではない。全く言葉という考え方すらないような状態を考えて欲しいのである。そんな状態で窓の外を見るとするとどうだろう。窓の外に見えるものは、のっぺりとしている、ただそれだけのものでしかないことだろう。言葉が無い以上、あれはビルだとか、あれは空を背景にした木の梢だとかいった区別が存在しない。すると目の前にある景色はなんら区別のないものでしかないのである。恐らく、区別できるとすれば、動きのあるものと動きの無いものという区別がある程度だろう。もちろん昆虫にはこの程度の区別で十分だろう。もっとも、昆虫も明るいことと暗いことも区別できるようである。ところが人間は言葉の存在によって、もっと複雑な区別をすることが出来る。まるで同じように見えていた岩山から、ビルや木、そして空といったものを言葉によって切り出すのだと考えても良いだろう。しかし、私たちはここで二つのことに注意を向ける必要がある。一つは、言葉によって目の前のものを区別するということは、目の前の世界を言葉によって理解しているのだということである。それまで、自分とは何の関係もなく存在していた世界を、言葉によって名前を付け、そして心の中に取り込むことが可能になるのである。それまで何だか分からなかったモノに言葉を使って名前を付けることで、そのモノを他のモノから区別して心の中におくことが出来るようになるのだと言えるだろう。この区別、つまり言語は、世界中の社会の中で慣習としてそれぞれの社会の中で決まっているものなのである。皆さんが辞書を思い浮かべることが出来ればすぐにこの事実を理解できるだろう。手近の英和辞典を開いてみてほしい。一つの英単語に沢山の日本語が並んでいる。つまり、英語を使用する社会と、日本語を使用する社会では、言葉による区別の仕方が慣習として違っているために、一つの英単語を一つの日本語の単語で置き換えることが出来ないのだということを示しているのである。ちなみにこの事実を理解できない学習者は、いつまでも英語とは訳語を覚えることであるという誤った学習観から抜け出すことが出来ないのである。ただ日本という社会の中では、その区別はほぼ固定化されて、日本語という呼び方で呼ばれているということができるだろう。もっとも、このほぼ固定化している慣習を利用すると、様々な文学的な表現を可能にする。例えば、時には犬にネコという名前をつけて喜んでいる人が居るが、それは、固定化してしまった言葉による区別を逆手にとって、言葉による物事の区別を微妙にずらすことに楽しみを見つけ出しているのである。人間は言葉によって、物事を区別する便利さを知ったが、同時にその区別を、息苦しいものとして感じることがあるのも事実であるようである。

　言葉の利用によって可能になったことをもう一つ挙げよう。それは目に見えないものを切り出すような、そんな切り出し方があるということである。今まで話をしてきたのは、ビル

や空、木の梢といった、目に見えるものが対象だった。ところが、人間は目に見えないものを言葉によって表現することが出来るである。目に見えるものに言葉によって名前を付けて他のものから区別するのは、どちらかというとやりやすい仕事に入る。しかし目に見えないものを、目の前の岩山から切り出して名前を付けようとすると、大きな困難に出会う。なぜなら、名前を付けようとするもの自身が、目で見ることが出来ないからである。目の前のものを数えてくれと言われて、数えるのは出来るが、何もないところで数えてくれと言われてた場合にはどうしたらよいのだろうか。このような意味では、やはりゼロの発見は偉大なことであったのだと考えなければならないだろう。そして人間は、ゼロ以外にも同じように目に見えないものを言葉によって切り出している。「自由」とか「平和」といった抽象的な言葉がそうである。「自由」とか「平和」というものは、それが存在していることは分かるが、直接に目で見たり、手で触れたりすることが出来ないものである。ところがこの抽象的なものごとを言葉で捉えるという行為こそが、人間の思考の大きな範囲を占めているのである。逆に言えば、人間の思考を理解するためには、この抽象的な言葉によって表現するということを理解しなければならない。

◆象徴という技法

　先ず、第一に私たちが思いつくのは、言葉によって書かれている文章を言葉の通りに理解するという読み方である。しかし、私たちはここで一つの山を越えなければならない。私たちが言葉を使用する上で、何が起きているかということを明確に意識する必要があるからである。君達は、学校でいろいろな文章を読む機会があると思う。ところが、「言葉によって書かれている文章を言葉の通りに理解するという読み方」が、ときには文章を理解する上で、行く手を遮る山のように障害となるのである。多くの場合、私たちは書かれている文章を相手にしなければならない。ところがその文章を相手にする際に、私達はどうしても言葉の表面的な意味にばかり気を取られてしまうようである。特に毎日接する文章が、新聞や教科書といった文章である場合には、そこに書かれている言葉を言葉通りに受け取ることが要求されるからである。新聞や教科書を書いている人達は、ある事実や、ある事実についての説明を行おうとして書いている。したがって、言葉がそこで必要とされる意味ではない意味で理解されないように注意しているのである。新聞や教科書といった文章の中では、言葉はまるで一つの意味しか持っていないように見えるかも知れない。ここでは、言葉の持っている伝達のための機能を重視しているからである。言葉による伝達が、人によって違うように理解されるのだとすれば、その結果は数々の行き違いと不幸な結果を生み出すだけになるだろう。しかし、私達は、言葉がたった一つの意味しか持っていないということは、以外に少ないということを知っているはずである。ときには一つの言葉に沢山の意味を見つけることがあるかもしれない。つまり、言葉を使って、一つの意味しか取れないように伝達するという方法の他に、言葉によって文字通りの言葉だけでは表現することが出来ない意味を伝えることが出来るのである。

　特に現代の文学や現代の評論を理解するためには、そこに書かれている言葉を言葉通りに受け取るだけでは十分ではない。そこにある象徴という技法を理解する必要がある。象徴とは簡単に言ってしまえば、目に見えないものを具体的なものによって表現する方法であると言える。昔から言われている「鳩は平和の象徴である」という表現は、まさにこの象徴という技法を利用している。「平和」という目に見えない抽象的なものを、「ハト」という目に見

える具体的なものによって表現しているのである。他にも同じような例を考えることが出来るだろう。この象徴という関係が利用されて表現の後ろには、莫大な数の、固定化されていない象徴表現が存在している。なぜなら、この象徴という関係の理解は、個人によって異なる部分が多いからなのである。

　この象徴という技法は、「ハト」や「平和」という単語同士の間だけで成立するものではない。目に見えない抽象的な内容を、一つの単語で表現する以上に、文や文章という長い言葉で表現することが出来るのである。むしろ実際には、目に見えない抽象的な内容を文や文章という長い言葉によって表現する場合の方が多いのだと言える。例えば短歌や俳句といった短詩芸術と呼ばれるものは、目に見えない抽象的な内容を十七文字、または三十一文字によって象徴的に表現しようとする芸術であるという定義をすることも可能だろう。そして同時に目に見えない抽象的な内容を小説という長い文章によって象徴的に表現するということも可能なのである。例えば、君達の多くが夏目漱石の「こころ」を読んだことだろう。夏目漱石の「こころ」自体は、言葉によって書かれた長い文章である。しかし、彼が表現しようとしたものはそこに使われた文字通りの意味だったのだろうか。「友人の裏切り」とか「罪の意識」とか「贖罪」といった、目に見えない抽象的な何かであったはずである。つまり文字通りの言葉の向こうにある、抽象的な何かに気づくことが、現代の文章や芸術を理解するためにとても重要な鍵なのである。
次に、私たちの目の前の小論文という課題について、世界観という言葉をキィワードとして、考えてみよう。

◆世界観とは
　小論文を書くと言うことは、ある意味では君達の世界観が問われるということである。世界観とは、目の前に広がっている数多くの現象から構成されている世界をどのように捉えているかということである。

　例えば、20世紀という時代を考えてみよう。第一次世界大戦があった。そして第二次世界大戦があった。数多くの植民地の独立もあった。日本に原爆が落ちたという事実もある。日本は20世紀の後半に急速に経済成長を遂げた。そのために数多くのゆがみを抱えているのも事実である。今ここに並べられたものは、世界の中で起きた現象である。これだけを知っていても世界観とは言えない。むしろこれだけの事実を知っているだけなら、知識があるという表現に含まれてしまうだろう。なぜなら、世界観とは、自分自身の行動に影響を与えるような、目の前の世の中の現象を捉える、「捉え方」であるからである。知識が知識のままである限り、その知識は本棚に詰まった数多くの本とさほど変わらないものなのである。単に知識を必要とするので有れば、図書館に行って歴史の年表を見たり、統計の年鑑を参照するだけで足りてしまうのである。それでは、知識が、単に知識であることから世界観という形になるためには、何が必要なのだろうか。そこに必要なものは、人間というものの存在なのである。人間だけが、ばらばらのモザイクのような知識を統合して、まるでつなぎ目のない一枚のタイルのように作り上げることが出来るのである。

　「激動の20世紀」という表現がある。この言葉を産み出すためには、人間の頭の中に、第一世界大戦や第二次世界大戦、そして植民地の独立や急激な経済成長といった知識があったはずである。その知識は、具体的な統計的な数字であるかもしれない。たくさんの何の繋がりもない知識を人間の頭がつなぎ合わせて、「激動の20世紀」という一枚のタイルを作り上

げているのである。そして、これは一つの世界観である。ところが一方には、「戦争で苦労した」とか「自分は優等生である」という表現がある。これも一つの世界観である。「なんだ、世界観って奴はいっぱい有るんじゃないか、何だっていいんだ。」と考えるかもしれない。そして世界観とはなんだ、という疑問を持つことだろう。しかし、これらの表現をよく比較してみてほしい。「激動の20世紀」とか「戦争で苦労した」とか「自分は優等生である」という表現レヴェルの違いに気づいて欲しいのである。受験の際に志望校を決定しなければならない。その決定の際に、「激動の20世紀」という表現を思い浮かべても何の役にも立たないだろう。むしろ「自分は優等生である」とか「勉強は自分には向いていないんだ」といった表現を思い浮かべるはずである。ところが21世紀がどんな時代になるかを考えるときには、「自分は優等生である」とか「勉強は自分には向いていないんだ」といった表現を思い浮かべることはないだろう。「激動の20世紀」という表現を思い浮かべるのが、はるかに容易であるはずである。つまり、世界観とは、その世界観を必要とする問題が起きたときに、その問題に対応するようなレヴェルで抽象化されたものが現れるのである。知識に君達の判断が加わって、そして一つの抽象的なものが作り上げられたときに、それは君達の生き方を左右する世界観となるのである。

文章を書くという表現の実際

◆課題文の内容をまとめなさいという出題

　ここ数年の出題傾向は、単に小論文だけにはとどまらない。小論文と入っても600字程度が主流であり、中には400字のものを現れている。一方、課題文を読ませて内容をまとめされるような出題も見られるが、こちらも400字前後が主流である。実際、課題文の内容をまとめる場合と課題文のある小論文の場合は、必要とされる思考の流れが非常によく似ているのである。それでは課題文の要旨をまとめることと小論文を書くことはどのような違いがあるのだろうか。諸君は、課題文をまとめる際には、課題文の内容から離れることが出来ない。課題文の内容をまとめる課題では、問題の文章の主旨を読みとる能力が要求される。一方、課題文のある小論文の場合には、課題文から着かず離れずのところに自分の視点というものを盛り込む必要があり、そこで要求されるのがテーマの設定力なのである。次に課題文の内容をまとめなさいという出題と課題文が示される小論文の違いを、思考の流れという具体的な視点から見ておこう。

・A課題文の内容をまとめる場合
　①課題文が示される。②課題文を読む。③課題文の内容を把握する。④課題文の内容をより抽象的な形で把握し、制限の字数内で、自分の意見を入れずにまとめる。

・B課題文のある小論文の場合
①課題文が示される。②課題文を読む。③課題文の内容を把握する。④課題文の内容をより抽象的な形で把握し、自分自身の世界観と関連付け、自分の意見を形成する。⑤自分の意見を、制限の字数内でまとめる。

　以上は二つの問題を処理する上での流れの違いを示したものである。自分自身の世界観と

関連付け、自分の意見を形成するかどうかが大きな違いであることに気づくはずである。課題文の内容をまとめる場合について、もう少し中身を見てみることにしよう。

　課題文を読んで内容をまとめる場合、字数としてはそれほど字数を要求されない。逆に示された字数の中にどのようにして納めるかに苦慮することとなる。字数を縮める方法は二つしかない。そのどちらにも必要なのは、課題文を読んで、それが何を言っているのかを抽象化してつかむことである。抽象化については小論文の説明でも触れるが、諸君の頭の日々の活動と大きな差はない。たとえば、学校で友人とテレビの話をすることがあると思う。しかし誰もが、テレビの番組のすべてを覚えているわけではない。俳優の細かいせりふや背景や演技と言ったもの総てを言葉に置き換えて記憶しているわけではない。知らず知らずに抽象化をして、「昨日の番組は○○な内容だったね。」という話し方をしているものである。これこそ長い文章を抽象化するのと同じ事をしているのである。この抽象化ができれば、あとはその内容に沿って字数を縮めるだけである。だが、すでに述べたように字数の縮め方は二通りしかない。一つは元の文章の一部を利用する方法である。つまり要旨の要となるような文章を寄せ集めて字数にそろえる方法である。この方法は論理的に書かれた文章ほど楽にできる。科学論文などはこの方法が非常に利用しやすい。ところが、一方でエッセイや人間の心理を話題とした文章などはこの方法では難しいものが多いのである。また、新聞のコラムのように起承転結(これは、漢詩の構成に由来するもので、随筆に使われる文章の構成方法であり、小論文に使うべきではない。)という文章の構成方法を意図的に採っている文章もこの方法を利用しにくい。つまり論理的に順序立ててかかれた文章には利用しやすいが、文章の順序よりも相手にぼんやりとしたイメージを伝えようとするような文章には利用しにくいのである。それではどのようにしたらよいのだろうか。それが二つの目の方法である。つまり、自分の言葉で、読者に向けて送られているメッセージをまとめる方法である。結果的には元の文章を自分の言葉でわかりやすくしかも短くまとめる方法なのである。これは第一の方法よりも高度であることはすぐに理解できるだろう。なぜなら、第一の方法よりも文章の要旨を把握する能力を強く求められるからである。逆に言えば、受験生の文章の要旨を把握する能力を見ようと思えば、エッセイや人間の心理を話題とした文章、そして新聞のコラムのように起承転結という構成を持った文章を課題として出題すればよいことになる。もちろんこの二つの方法のどちらかを必ず利用しなければならないということではない。この方法は対局に位置する二つの方法なのであり、諸君の作業は比重のかけ方の問題である。二つの方法を例を挙げて見てみよう。

> 第一の方法の例(要旨の要となるような文章を寄せ集めて字数にそろえる方法)

課　題　文　例

―――臓器移植とiPS細胞―――

　免疫、それは臓器移植にとって乗り越えなければならない大きな壁である。ところが、免疫が私たちの身体を外界のウイルスや病原菌から守っていることも事実なのである。私たちの身体に入ってくるウイルスや病原菌は、別の言い方をすると、それは私たちではない何かなのである。自分と自分以外という対立を考えてもいい。私たちの身体の中の免疫系は、自分と自分以外とを区別し、自分以外のものを攻撃しそして排除するのが仕事なのである。ウ

イルスや病原菌のような自分以外のものに侵入された身体の免疫細胞は、この自分以外のものを記憶している。そして再び同じウイルスや病原菌が身体に侵入してきたときには、このウイルスや病原菌に対して抵抗力を持つようになっている。これが免疫と呼ばれるものである。

　このような免疫の働きを利用して、ジェンナーは人工的に免疫を作ることに成功した。その結果、1980年には天然痘が撲滅された。この事実は人類が初めて撲滅に成功した例として永遠に記憶されるだろう。ところが臓器移植の場合には、この免疫が大きな壁となる。つまり他人の臓器を自分以外のものとして排除しようとするのである。そのために、移植を受けた患者は免疫抑制剤の使用が欠かせない。免疫抑制剤を飲み続けなければならないのである。

　ところが、2006年8月、iPS(人工多能性幹)細胞を作る技術が、京都大学の山中伸弥教授らによって発表されたのである。iPS(人工多能性幹)細胞とは、ES細胞のようにさまざまな細胞に分化する機能を持った細胞である。しかも、山中伸弥教授らは、成人の皮膚細胞などの体細胞に複数の遺伝子を組込むことで、iPS細胞を作る技術を発表したのだから、世界中に衝撃を与えることになった。なぜなら、ES細胞の持っていた倫理的問題を解決したと考えられたからである。その成果は、疑いから追試による確認を経て、現在ではiPS細胞の研究は、世界中で激しい競争を巻き起こしている。現在のiPS細胞は、まだ実験段階であり、実際に3次元の臓器を作るところまでには至っていない。しかし、この研究成果は臓器移植に大きな影響を与える可能性を持っている。自分自身の皮膚細胞から自分に移植するための臓器をつくることができれば、臓器移植における免疫の問題を克服できるからである。自分自身の細胞から作り出された臓器であれば、免疫細胞は攻撃しない、つまり拒絶反応を乗り越えることが可能になるからである。私たちは自分の細胞を使ってオーダーメイドの臓器を再生し、移植することで免疫による拒絶反応を乗り越えることができるようになる可能性を手に入れたのである。

課題.上の文の要旨を400字以内で要約しなさい。

　上記の文例はこのテキストのために新たに書き下ろされたもので、約1200字弱の文字数である。ここでは課題文を読み、そしてそれが何について書かれたものであるかを把握することから諸君は始めることとなる。ここで、抽象的に把握されなければならないテーマ、それは「免疫」である。課題文のタイトルは「臓器移植とiPS細胞」となっているが、課題文のなかで「臓器移植」と「iPS細胞」をつないでいるキーワードは「免疫」である。「免疫」という観点から見ると、この文章の要となっているのは、次の文章である。下に解答例においてまとめた文を並べてあるので、比較して欲しい。課題文の要となる文章を利用しながら字数を縮めていることが分かるはずである。次に手順を見てみよう。

　①不必要な部分を思い切って削っていく。このとき、話が箇条書きでつながるように削っていくのがテクニックである。

　~~免疫、それは臓器移植にとって乗り越えなければならない大きな壁である。ところが、~~免疫が私たちの身体を外界のウイルスや病原菌から守っている~~ことも事実なのである。私たち~~

~~の身体に入ってくるウイルスや病原菌は、別の言い方をすると、それは私たちではない何か~~
~~なのである。自分と自分以外という対立を考えてもいい。私たちの身体の中の免疫系は、自~~
~~分と自分以外とを区別し、自分以外のものを攻撃しそして排除するのが仕事なのである。~~ウ
イルスや病原菌のような自分以外のものに侵入された身体の免疫細胞は、この自分以外のも
のを記憶している。そして再び同じウイルスや病原菌が身体に侵入してきたときには、この
ウイルスや病原菌に対して抵抗力を持つようになっている。これが免疫と呼ばれるものであ
る。

※免疫についての説明を簡略化する。

~~このような免疫の働きを利用して、ジェンナーは人工的に免疫を作ることに成功した。そ~~
~~の結果、1980年には天然痘が撲滅された。この事実は人類が初めて撲滅に成功した例として~~
~~永遠に記憶されるだろう。~~ところが臓器移植の場合には、この免疫が大きな壁となる。つま
り他人の臓器を自分以外のものとして排除しようとするのである。そのために、移植を受け
た患者は免疫抑制剤の使用が欠かせない。免疫抑制剤を飲み続けなければならないのであ
る。

※免疫と拒絶反応の関係を残す。したがって、ジェンナーの例は切り捨てる。

~~ところが、2006年8月、~~iPS~~(人工多能性幹)~~細胞を作る技術が、京都大学の山中伸弥教授ら
によって発表された~~のである~~。iPS~~(人工多能性幹)~~細胞とは、ES細胞のようにさまざまな細胞
に分化する機能を持った細胞である。~~しかも、~~山中伸弥教授らは、成人の皮膚細胞などの体
細胞に複数の遺伝子を組込むことで、iPS細胞を作る技術を発表した~~のだから、世界中に衝~~
~~撃を与えることになった。なぜなら、ES細胞の持っていた倫理的問題を解決したと考えられ~~
~~たからである。その成果は、疑いから追試による確認を経て、現在ではiPS細胞の研究は、~~
~~世界中で激しい競争を巻き起こしている。現在のiPS細胞は、まだ実験段階であり、実際に3~~
~~次元の臓器を作るところまでには至っていない。しかし、~~この研究成果は臓器移植に大きな
影響を与える可能性を持っている。~~自分自身の皮膚細胞から自分に移植するための臓器をつ~~
~~くることができれば、臓器移植における免疫の問題を克服できるからである。~~自分自身の細
胞から作り出された臓器であれば、免疫細胞は攻撃しない、つまり拒絶反応を乗り越えるこ
とが可能になるからである。私たちは自分の細胞を使って~~オーダーメイドの臓器を再生し、~~
~~移植することで~~免疫による拒絶反応を乗り越えることができるようになる可能性を手に入れ
たのである。

※iPS細胞と拒絶反応の関係に絞る。

　②これで半分ほどになった。次は、箇条書きの用になっている文章をつないでいく。必要
な場合には主語を補う必要もある。

　免疫が私たちの身体を外界のウイルスや病原菌から守っている。ウイルスや病原菌のよう
な自分以外のものに侵入された身体の免疫細胞は、この自分以外のものを記憶~~している。そ~~

〜〜再び同じウイルスや病原菌が身体に侵入してきたときには、〜〜〜〜〜〜〜〜〜〜〜〜〜〜〜抵抗力を持つようになっている。これが免疫と呼ばれるものである。

　ところが臓器移植の場合には、〜〜〜〜〜〜〜〜〜〜〜〜〜他人の臓器を自分以外のものとして排除しようとする〜〜〜〜〜〜〜ために、移植を受けた患者は〜〜〜〜〜〜〜〜〜〜〜免疫抑制剤を飲み続けなければならない〜〜〜〜。

　iPS細胞を作る技術が、京都大学の山中伸弥教授らによって発表された。iPS細胞とは、ES細胞のようにさまざまな細胞に分化する機能を持った細胞である。山中伸弥教授らは、成人の皮膚細胞などの体細胞に複数の遺伝子を組込むことで、iPS細胞を作る技術を発表した。この研究成果は臓器移植に大きな影響を与える可能性を持っている。自分自身の細胞から作り出された臓器であれば、拒絶反応を乗り越えることが可能になる〜〜〜〜。私たちは自分の細胞を使って免疫による拒絶反応を乗り越える〜〜〜〜〜〜〜〜〜〜〜可能性を手に入れたのである。

※「山中伸弥教授らは、成人の皮膚細胞などの体細胞に複数の遺伝子を組込むことで、iPS細胞を作る技術を発表した。」の部分を削除すれば、まだ縮めることができる。重要なのは作成法ではなく、iPS細胞は自分自身の細胞からも作り出されるというところにあるからである。

（解答例）
　免疫は私たちの身体を外界のウイルスや病原菌から守っている。ウイルスや病原菌のような自分以外のものを免疫細胞が記憶し、再び侵入した同じウイルスや病原菌に対して、抵抗力を持つようになる。これが免疫である。臓器移植の場合には、他人の臓器を自分以外のものとして排除しようとするため、移植を受けた患者は免疫抑制剤を飲み続けなければならない。2006年8月、iPS細胞を作る技術が、山中伸弥教授らによって発表された。iPS細胞とは、さまざまな細胞に分化する機能を持った細胞であり、山中伸弥教授らは、成人の皮膚細胞などの体細胞に複数の遺伝子を組込むことで、iPS細胞を作る技術を発表した。この技術は臓器移植に影響を与える可能性を持っている。自分自身の細胞から作り出された臓器であれば、拒絶反応を乗り越えることが可能になる。私たちは自分の細胞を使って免疫による拒絶反応を乗り越える可能性を手に入れた。(約390字)

一方、エッセイや人間の心理を話題とした文章などはこの方法では難しい。次に第二の方法を見てみよう。

第二の方法の例（自分の言葉でわかりやすく、しかも短くまとめる方法）

課　題　文　例

――――エリック――――

　昨日、突然エリックのことを思い出した。エリックはどうしているだろう。夕方の、ちょっと昔のことを思い出したくなるような時間、そんなときに帰宅した僕は自分の家の門の前

に立っていた。お向かいの家は、いつのまにか一軒の家が二軒の家になってしまって、エリックの住んでいた家は、もうありはしない。エリックは、自分の飼い主には精一杯いいところを見せているようだった。エリックを呼ぶ声には敏感に反応し、主人の庭を侵す野良猫には果敢に立ち向かっていた。けれども、時には夏の昼間は気怠い午後を過ごすこともあるようで、そんなときに「おーい、エリック！」と小さな声で呼ぶと、尻尾をそろりと挙げて、「分かっているよ」とでもいいたげに、合図をするのだった。人の家の飼い犬を大きな声で呼びつけるわけにもいかない人間と、そしてお向かいの家の息子に元気に尻尾を振るわけにもいかない犬は、こうして密かな交流を持つことくらいしかできなかったのだ。でもエリックは、僕のあげたものを食べることはなかったし、僕も何かをあげるようなことはなかった。だから、餌という擬似的な愛情で出来上がった関係ではないことは確かだった。エリックが初めて、お向かいの家に来た頃は、きゃんきゃんと鳴いているただの子犬だったけど、そんな時間は長くは続かない。そして犬の成長は人間よりも早いという生物学的な理由から、エリックも他の犬と同じように成長していった。成長が早い犬は、人間と同じ時間を生きることはできない。彼は、老年期を過ぎて、そして、多くの犬がたどるような運命を同じようにたどったのだろう。だけど、あの時のエリックしか僕は知らないわけだから、まぁ、エリックは、僕の記憶の中だけに生きていることになるのかも知れない。こんなことが頭の中を過ぎったのは、ほんの一瞬のことだったに違いない。そして僕はいつものように家の中へと滑り込んでしまったのだった。

課題　要旨を200字以内にまとめなさい。

　上記の文例はこのテキストのために、小説家が新たに書き下ろしたエッセイで、約1000字弱の文字数である。ここでは課題文を読み、そしてそれが何について書かれたものであるかを把握することから諸君は始めることとなる。ここでは、文章を削るだけでは要旨をまとめることはできない。事実をエッセイ風に語っているからである。実際、小説やエッセイは「悲しいこと」を「悲しかった」と書いてしまえば、小説やエッセイにはならない。小説やエッセイは、読み手の心の中に「悲しみ」を文章によってを想起させることが出来なければ失敗作である。小説やエッセイは、文章という形で一つのテーマを我々の前に提示して見せているのである。既に説明した「象徴」という言葉を思い出してほしい。小説やエッセイの中には、「象徴」があふれている。そのために、内容を理解し、自分の言葉で要旨をまとめなければならない。もちろん文章中の言葉を使用するのはかまわない。それでは、手順を見てみよう。

　①課題文を読んで、いくつかの段落に分ける。このときに既にある程度の内容理解が必要である。

第一段落

　昨日、突然エリックのことを思い出した。エリックはどうしているだろう。夕方の、ちょっと昔のことを思い出したくなるような時間、そんなときに帰宅した僕は自分の家の門の前に立っていた。お向かいの家は、いつのまにか一軒の家が二軒の家になってしまって、エリックの住んでいた家は、もうありはしない。

※主人公は、夕方に突然エリックという犬のことを思い出し、感傷的な気持ちにおそわれた。エリックの家はもうなくなっている。

第二段落
　エリックは、自分の飼い主には精一杯いいところを見せているようだった。エリックを呼ぶ声には敏感に反応し、主人の庭を侵す野良猫には果敢に立ち向かっていた。けれども、時には夏の昼間は気怠い午後を過ごすこともあるようで、そんなときに「おーい、エリック!」と小さな声で呼ぶと、尻尾をそろりと挙げて、「分かっているよ」とでもいいたげに、合図をするのだった。

※エリックは自分の飼い主に忠実だったが、主人公にもなついていた。

第三段落
　人の家の飼い犬を大きな声で呼びつけるわけにもいかない人間と、そしてお向かいの家の息子に元気に尻尾を振るわけにもいかない犬は、こうして密かな交流を持つことくらいしかできなかったのだ。でもエリックは、僕のあげたものを食べることはなかったし、僕も何かをあげるようなことはなかった。だから、餌という擬似的な愛情で出来上がった関係ではないことは確かだった。

※主人公はエリックに餌をやったりしなかったので、餌による擬似的な愛情ではないことは確かだった。

第四段落
　エリックが初めて、お向かいの家に来た頃は、きゃんきゃんと鳴いているただの子犬だったけど、そんな時間は長くは続かない。そして犬の成長は人間よりも早いという生物学的な理由から、エリックも他の犬と同じように成長していった。成長が早い犬は、人間と同じ時間を生きることはできない。彼は、老年期を過ぎて、そして、多くの犬がたどるような運命を同じようにたどったのだろう。だけど、あの時のエリックしか僕は知らないわけだから、まぁ、エリックは、僕の記憶の中だけに生きていることになるのかも知れない。

※犬の成長は人間よりもはやい。おそらくエリックは既に死んでいるだろう。しかし、エリックは主人公の記憶の中に生きている。

第四段落
　こんなことが頭の中を過ぎったのは、ほんの一瞬のことだったに違いない。そして僕はいつものように家の中へと滑り込んでしまったのだった。

※主人公は一瞬の感傷のあと、いつもの生活へと戻っていった。

②段落ごとに内容を自分の言葉でまとめたのが、以下の文章である。課題文通りの文章ではなく、「感傷的な気持ち」とか「忠実」「死んでいる」「記憶の中に生きている」「いつもの生

活」などの言葉が使用されていることに注意してほしい。ここまでくれば、後は、箇条書きのようになった文をつながりよくまとめるだけである。

※主人公は、夕方に突然エリックという犬のことを思い出し、感傷的な気持ちにおそわれた。エリックの家はもうなくなっている。
※エリックは自分の飼い主に忠実だったが、主人公にもなついていた。
※犬の成長は人間よりもはやい。おそらくエリックは既に死んでいるだろう。しかし、エリックは主人公の記憶の中に生きている。
※主人公は一瞬の感傷のあと、いつもの生活へと戻っていった。

（解答例）
　主人公は、夕方に突然エリックという犬のことを思い出し、感傷的な気持ちにおそわれたが、エリックの家はもうなくなっている。エリックは自分の飼い主に忠実だったが、主人公にもなついていた。犬の成長は人間よりもはやい。おそらくエリックは既に死んでいるだろう。しかし、エリックは主人公の記憶の中に生きている。主人公は一瞬の感傷のあと、いつもの生活へと戻っていった。

　以上の二つの例に見るように、課題文の内容のまとめは、大きく二つの方法しかないといってもよい。もちろん既に述べたようにどちらかの方法でまとめねばならないという性質のものではない。実際の作業はこの二つの間で行われるからである。これらの方法は、科学論文のまとめから、小説の粗筋のまとめ、模擬授業のまとめまで幅広い応用が可能なのである。要旨のまとめを求める出題、小論文、AO入試での論文や模擬授業の要旨のまとめなど、数多くのところで求められる能力であるということができる。

次に小論文の書き方を考えてみよう。

◆小論文を書く実際
　今までの小論文についての話を整理してみよう。まず、初めにどうして小論文という選抜の形式が生まれてきたのかを考えてみた。そしてその変遷をたどることができた。次に小論文の指導の変化について考えてみた。そして言葉をキィワードにして物を捉えるということから世界観という問題までたどってきた。今度は小論文の実際を考えてみよう。
　小論文という形式は、自分で考えて、自分の考えを文章の形で表現しようとする行為であるということができる。しかし、小論文のように、自分自身で物事を考えて、そして筋道を立てて相手に伝えるという行為は、実は小論文という言葉で格別に呼ばなくとも、普段の生活の中でこそ行われるものであるのである。生活のなかで、ものを考えて、そして筋道を立てて相手に伝えるということを普段から行っている人にとっては、小論文という形式はいつもの生活の上に成り立つ作業でしかないだろう。もちろん、普段からものを考えていると言っても、自分自身にとっての世界観を育てなければ、いつまで経っても子どもの考えから抜け出ることはできない。そこで強調したのが世界観の重要性である。ものを考えるという前向きな姿勢と経験によって作り出された世界観が、小論文を書くことを可能にするのである。小論文という言葉で表現されているものは、もっと大きな背景と大きな実態を持つものなの

である。たまたま入試という選抜の方法として利用された場合にのみ、小論文という名称が与えられるのだと考えても間違いではないだろう。もっとも、小論文は出題の方法が限られているから、過去の小論文を見て対応を考えることは決して意味のないことではない。そこでここでは、小論文についてもう少し具体的な対応を考えてみよう。

◆小論文を大きな目で見る

　ここでは小論文の出題形式を二つに分けておこう。一つは何らかの文章が示されて、その文章を読んで小論文を書きなさいという形式である。そしてもう一つは何かの言葉、つまり題目が示されて、小論文を書きなさいという形式である。

★何らかの文章が示されて、その文章を読んで小論文を書きなさいという形式

　先ず始めに何らかの文章が示されて、その文章を読んで小論文を書きなさいという形式について述べよう。この様な形式では、文章という資料が示されるものである。このタイプは、当然、文章という資料を念頭において小論文を書くことを要求されているわけだが、私達は、それらの資料をどのように消化するべきなのだろうか。文章を読んで小論文を書くという出題の形式は、出題された文章をどのように読むかということが鍵になる。資料から何のテーマも見つけられないという話を聞くことがある。その人達に多く見られるのは、資料を読んだり見たりしながらも、その後は、頭の中で何も操作を加えていないということである。それでは、どのような操作を行うのだろうか。実際、我々は全てを頭の中に取り込むのではなく、大きく抽象化して取り込んでいるのである。

それでは、例をあげてみよう。理解し易いように、だれもが知っていると思われる「カチカチ山」を取り上げてよう。その内容を簡単に述べると次のような話である。

　昔、おじいさんとおばあさんが住んでいました。そして、いたずらな狸が辺りに出没し、いつも悪さを繰り返していました。ある日、ドジを踏んだ狸は、おじいさんに捕まえられ、囲炉裏の上に縛られてつるされてしまいました。おじいさんは、
「今晩は、たぬき汁だ。ばあさんや、たぬき汁の用意をしておくれ。」というと、畑仕事に出て行きました。おばあさんは、味噌をすり始めました。狸は、おばあさんに必死で話しかけます。
「おばあさん、手伝ってあげるからさ、縄をほどいておくれよ。逃げたりしないよ。」
たびかさなる狸のことばに、おばあさんは、
「逃げたらだめだよ。」といいながら、縄をほどいてあげました。しかし、狸は、縄をほどいてもらうやなや、おばあさんを殴り殺して逃亡したのです。おじいさんは、死んだおばあさんを抱えて泣き悲しみました。山の兎が顔を出したのは、そんなときです。兎は、何かを決意したようでした。それからしばらくして、兎は狸を山に柴刈りに誘いました。二人は柴を背中に背負うと山を下り始めました。そのとき、兎は狸の背中の柴に火打ち石で火をつけたのです。
「兎さん、何かカチカチいう音がするよ。」
「ここは、カチカチ山だからね。」
「兎さん、何かボウボウいう音がするよ。」

「ここは、ボウボウ山にはいったからね。」
しかし、狸の背中の柴は燃え上がり、狸は大火傷を負いました。兎は、火傷で寝込んでいる狸の所へ行くと薬を塗ってあげました。しかし、その薬は、とうがらしが入っていたのです。

　しばらくして、今度は、兎が狸を舟遊びに誘いました。そして兎は板で舟をつくり、狸は泥で舟を造りました。池に漕ぎ出すとやっぱり狸の舟は水に溶けて沈み、狸は死んでしまったということです。

　以上がカチカチ山の話である。ところで、「このお話はどんな話なの。」という質問に、次のようにまとめるとどうだろうか。

★まとめ1
「おじいさんに捕まった狸は、おばあさんを殺して逃亡した。山の兎は、狸を誘い出して大火傷をおわせ、傷口にからし入りの薬を塗った。そして、狸を舟遊びに誘い出して、泥の舟に乗せて溺れさせた。」

一見するとまとめたように見えるが、これは、カチカチ山の粗筋となっている。
　それでは、「カチカチ山のお話は何が言いたいの。」という質問には、どのような答を返すだろうか。ここで諸君は頭を使って考えなければならない。この質問には、いくつかの回答が考えらる。
　たとえば、こんな回答も可能である。それぞれ視点が異なっていることに注意してほしい。
回答1：
「この話は、復讐の話である。」

ここでは、殺されたおばあさんのかたきをとるというところに注目していることに注意。

回答2：
「この話は、悪事を裁こうとする正義が、再び悪を繰り返すという話である。」

ここでは、おばあさんを殺した狸が、兎という正義によって裁かれたが、その兎も狸殺しという悪を行ったのだというところに注目していることに注意。

　これらの回答が、粗筋よりも「より抽象的、一般的」な表現となっていることに注意してほしい。資料を読んだときに求められているのは、こういった「より抽象的、一般的」な把握なのである。文章は、「より抽象的、一般的」な形にしてはじめて他のものとつながるからである。たとえば、回答1は、近代社会の中で復讐という行為は許されるのかという形で考えることが出来る。すると、そこには被害者の家族の心の問題や、損害の賠償という問題とつなげて考えることが出来るだろう。回答2は、殺人という罪が死刑という形で裁かれるとすると、それもまた、一つの悪ではないか、死刑廃止の問題はどのようにあるべきなのか、といった具合に、他の問題とつなげることが出来る。つまり、文章とは、考えを表現するた

めの表現方法の一つであるが、「より抽象的、一般的」な形にしない限り他の問題とはつながってはくれないのである。しかも、小論文の資料とされる文章の場合は、作者と切り放されてしまい、そして、あなたは、この資料をどのように理解したかが問われることになる。重要なのは「より抽象的、一般的」な形にして理解することだと言えるだろう。その理解が粗筋にとどまっている間は、どのようにしても他の問題と関連づけることは出来のである。言い換えれば、資料が示されるような場合には、その資料を「より抽象的、一般的」な形で理解することが重要なポイントであるということになる。

　ここでは、上に示したような抽象化以外にも、別の抽象化の仕方があることを忘れないでほし。それは君達の経験や知識とかによって異なるものである。それが時にはユニークな理解とか、個性的な発想であるという評価をされることにつながっていく。

★何かの言葉、つまり題目が示されて、小論文を書きなさいという形式
　既に問題文になんらかの文章が示されるような形式の問題について考えてきた。ここでは文章を示す問題ではなく。題目などが何らかの言葉によって示されるような形式の問題を考えてみることにしよう。たとえば、次のような課題が出されたとしたらどうだろう。

「あなたは、子供とはどのようなものだと考えるか。自分の考えを述べなさい。」

　これは、かちかち山の話とは逆の形式であると言ってもよいだろう。ここでの中心は文章ではなく「子供」という言葉である。「子供」というものは、既に抽象的な言葉である。ここでは、「子供」をどのように具体的にとらえているかが聞かれているわけである。では、我々は「子供」というものをどのように具体的に捉えているのだろうか。次のような例を挙げてみよう。

小学生までが子供　/善と悪が一緒になったもの　/純粋なもの　/反省しない人
/親に頼るうちは子供

つまり「子供とはどのようなもの」という問いかけに対して「子供とは純粋なものさ」とか「親に頼るうちは子供なんだ」という具体的な結論を見つけたわけである。これがこのタイプの小論文では大切なことなのである。そしてこの具体的な結論にそって例を挙げて、どうしてこのような結論に至ったかを説明することになる。この形式の小論文が苦手な人は、具体的なイメージを描ききれないでいる人が多いと言えるだろう。
次に例として「冒険」という抽象的な言葉を取り上げて、模範解答例をあげておく。実際に「冒険」という題名で小論文を書いてみてほしい。

(模範解答例)
「冒険」
私は、人間が生きるということは冒険の連続なのだと思います。
　学校の先生や親と話をしていると、冒険は止めなさいとかそれは冒険ですよという忠告をよく聞くことがあります。そんなときには、冒険という言葉は、いつでも危険と失敗が付き物であるという意味を持っているのだと思います。確かに危険や失敗は無い方がいいと思い

ます。

　しかし、私は冒険が人間を育てることもあるのではないかと思います。人間は成長する過程で、いつでも初めてのことに出会わなければなりません。少し大きくなれば初めてお使いに行くこともあります。そしてもう少し大きくなると学校にも行かなければなりません。そこでは、全てが成功するという約束があるわけではありません。お使いは交通事故に注意して行く必要があるでしょう。お釣りを間違ってもらうこともあるかもしれません。学校では友達と喧嘩をすることもあるかも知れません。でも、そのような危険に出会ったり、失敗をしないままに、大人になることは出来ないと思います。なぜなら、人間はたくさんの経験を積み重ねて大人になるからです。

　このように考えると、人間が生きるということは冒険の連続です。けれども、その冒険によって人間は大人になるのだと私は思います。

★ここでは、小論文の出題形式を二つに分けて考えてみた。そこで次の二つの点を改めて強調しておこう。第一には、「何らかの文章が示されて、その文章を読んで小論文を書きなさいという形式には示された文章の抽象化が必要である。」ということである。第二には、「何かの言葉、つまり題目が示されて、小論文を書きなさいという形式では、抽象的が言葉からの具体化が必要ある。」ということである。

◆小論文の構成
　前の「◆小論文を書く実際」では、小論文を大きな目で見てみた。だから、小論文の結論と構成については何も触れていない。ここでは小論文の結論と構成について考えてみることにしよう。
　小論文の構成の上で重要なのは、先ず結論を押さえてしまうことである。「結論」とは小論文の話が行き着く最後の所である。ところで君達は、小論文を書くときに何となく書き始めていないだろうか。
　かちかち山のような文章を読んで抽象化が出来たかも知れない。また、「こども」や「冒険」というキィワードを具体的に考えることが出来たかも知れない。ところがその後にすぐに書き始めていないだろうか。そして最後の所でどうしていいか分からなくなっていないだろうか。
　書き始めてみないと結論が分からないというのは、小論文ではない。なぜなら、自分の考えた結論を書くために小論文を書くからである。つまり、小論文を書き始めるときには、結論が決まっていなければならない。では、結論とはどのように出てくるのもだろうか。
たとえば、かちかち山の話を読んで、次のような結論を出したとしたらどうだろう。

　①「この話は、復讐の話であるが、現代社会では復習は許されない。」

　②「この話は、悪事を裁こうとする正義が、再び悪を繰り返すという話であり、私は死刑に反対する。」

　このように、君達の小論文は1行で終わってしまうだろう。しかもこれではどうしてこの

結論になったかが分からない。特に②では、どうして「死刑反対」に結びつくのかは書かれていない。そこでどうしてこの結論になったのかを小論文の途中として書くことになるわけである。問題を出す人も、そこを見たいと思っている。この人は大学の示した文章を読んでどんな抽象化をしたんだろうか。そこからどのような考えを経て、この結論になったのだろうか。これが採点のポイントなのである。

　一方、「子供とはどのようなものか」、つまり「子供」とか「冒険」というキィワードを具体的に考えなければならないようなタイプの問題について考えてみよう。これは、賛成とか反対という結論が出るものではない。したがって、文章を示すような課題については、次のように述べることが出来るだろう。何かの言葉、つまり題目が示されて、小論文を書きなさいという形式では、抽象的な言葉からの具体化のあとに結論を考える必要がある。その結論の方向は「意見」という形態しかない。

　求められているのは「あなたの意見」である。君達は問題を読んで「子供とはどんなものか」について考えたとしよう。「人の好意に甘えるヤツのことさ」とか「子供って残酷なものさ」といった具体化をするかも知れない。一般的な意味での「子供」、つまり抽象的である「子供」という言葉を具体的にとらえたわけである。
今度は意見だから、この意見がそのまま結論に結びつく。
子供とは　　→「人の好意に甘えるヤツのことさ」
子供とは　　→「子供って残酷なものさ」

　ところが「子供」というキィワードから考えた具体的なものも、それだけ書いてしまったら1行で終わってしまうだろう。しかもこれでは、どうしてこの結論になったかが分からない。そこでどうしてこの結論になったのかを小論文の途中として書くことになるわけである。問題を出す人も、そこを見たいと思っている。この人は「子供とは」と聞かれて、どんな具体化をしたんだろうか。そこからどのような考えを経て、この結論になったのだろうか。これが採点のポイントなのである。

　さて、小論文は結論だけで書けるものではない。今までは結論を出すという話をしたので、次に構成を考えるという話をしよう。つまり、問題のところから結論までの文章をどのように構成するかというお話である。結論を決めてくれと言ったのは、意味のないことではない。何故なら、論文というものは、書いてみないとわからないということは、あるはずのない事なのである。普通は、自分の述べたい事があって、そのことを述べるために論文を書くわけである。ところが、受験という場合には自分の述べたい事、いわば結論を見つける事から始めなければならないのである。それが、「結論を決めてくれ」ということだった。次には、どのように結論に持っていくかということが問題となる。その方法は、小さなお話を必要なだけ並べて結論につなげるというのが普通の方法である。

　　　　　お話　→　お話　→　お話　→・・・・結論

　上のようなイメージで考えると分かりやすいだろう。今の段階では、君達の小論文は本当に上のようなイメージである。つまり、お話・お話・お話・結論といった感じである。でも、お話だけを次々並べるのは効果的ではない。そこで文章を並べるための構成を考えてみよう。以下に、三つの構成を説明するので、自分にあった方法を一つだけ選んでほしい。そして、

その方法で全てをこなせるように練習してほしい。君達の目的は、試験に合格する事であって、小論文のプロとなる事ではないから、あれもこれもといって手を広げる必要はない。一つで十分である。

① 一つ目は、結論を先に持ってきて、私の考える理由はこれとこれだとやる方法である。理由の数は、不自然でなければいくつでもいいだろう。理由を、一つ目はこれこれ、二つ目はこれ、と並べる方法である。この方法は順序を考えなくてもいいから書き易いだろう。箇条書きのようにならないように注意する必要がある。そして最後にもう一度、「したがって」これこれだ、というように軽く結論を繰り返しておくと効果的である。

　　結論　お話(理由)　→　お話(理由)　→　お話(理由)　→・・結論を軽く繰り返す

②二つ目は、結論を先に持ってきて「現状は」これこれであり、「しかし」私の考える本筋はこうだからだ、と書く方法である。現在の状態への批判を持ってくるのがポイントである。そして最後にもう一度、「したがって」これこれだ、というように軽く結論を繰り返しておくと効果的である。

　　結論　お話(現在の状態への批判)　→「しかし」お話(私はこう考える)・・・・結論を軽く繰り返す

③三つ目は、②の変化形である。現状への批判を頭に持ってきて、次に「しかし」私の考える本筋はこうだ、と書く。そして最後に結論を持ってくる。ただし、この方法だと、読んでいる人間は最後まで結論が分からない。最近の小論文ではあまり使われなくなってきている構成である。企業や公務員の小論文でも最近ではこのような構成はあまり見られないのが普通である。

　　お話(現在の状態への批判)　→「しかし」お話(私はこう考える)・・・・結論

　基本的には、以上の三つの構成によって書くことができる。文章に凝るのはその次である。さて、小論文の構成として、一般的には起承転結といった構成が話に出ることがある。しかし、起承転結という構成は随筆などに使用されるものであり、小論文では使用すべきではない。その他にも序論・本論・結論という言い方をする。序論とは、通常、これから述べる研究内容について、過去の研究などを述べ、そして研究の順序や要旨を述べておくものである。したがって、入試の小論文ではこの形はとりにくい。<u>むしろ結論を先に持ってくることで序論に当てた方が効果的である</u>。そのような意味では、①と②は序論・本論・結論という形式であると言えるだろう。始めに結論を書く。これは序論にあたる。この部分だけで、読む人は全体の見通しが見える。灯台の光が暗い海を案内するように、文章の中で読み手を導く役割をする。そして理由や現状批判、自分の考えといった部分が入る。これが本論である。ここで読む人は「なるほど、この人はこう考えたわけか」という気分になる。そして最後に結論が軽く繰り返される。これが結論である。ここで読む人は「ああ、なるほどね」と思ってくれればしめたものである。

AO入試自己アピールへの対応

　これまで課題文の内容をまとめる課題、小論文課題への対応について述べてきた。最後に、AO入試の自己アピール文に対する対応について述べておこう。この分野はこれからの展開だけに、大学でも充分な検討が行われているとは言い難いところがある。特に医学・歯学系では導入前に充分な検討がなされるだろう。したがって、この章は医学・歯学系のAO入試に、どのような対応を考えるべきかという一つの指針である。現在AO入試を取り入れている大学ではさまざまな対応がとられている。その内容を見ると、大学側が要求しているのは、大きく分けて、推薦文、自己アピール文、実績資料の三つであると考えられる。もちろんそのうちの一つであることもあるし、三つを要求する大学もある。つまり現在はさまざまなタイプのAO入試が混在しているということができる。しかし、共通しているのは一芸入試ではないということである。やはり学力は必要とされるのである。一定の学力水準に達していることが前提であり、その上で、推薦文、自己アピール文、実績資料などの提出が求められるということは認識しておくべき事項である。AO入試は従来の推薦や指定校推薦とは異なり、校長推薦を必要としていない。そこで校長以外の人の推薦文を要求する場合がある。また実績資料については、生徒会役員などの学校内の実績については学校の証明、外部の活動については、その活動に関わる指導者からの証明を要求することが多い。それらの資料に添付するのが自己アピール文である。このアピール文はA4一枚程度から無制限まで、まだ一定のラインが決定していない。大学独自の様式を示しているところがほとんどである。

　従来の自己推薦文、いわゆる自己アピール文では重視されるのは本人のやる気と実績であった。高校の推薦入試で求められている内容がそのまま踏襲されていたわけである。しかし、本人のやる気と実績だけでは自己アピール文を構成しにくい。必要なのは次の三点である。
　①自分の専攻希望への熱意をアピールすること
　②過去の実績をアピールすること
　③進学後に要求される能力があることをアピールすること

　特にAO入試では「③進学後に要求される能力があることをアピールすること」を指摘しておきたい。本来、AO入試が受験生について確認しようとするのはこの項目に他ならないからである。面接や模擬授業への参加が求められる場合には、この項目を確認しようとする行為に他ならない。それでは実際にどの様な能力が要求されるのだろうか。それは次の点にまとめることが出来る。

　a.自分自身が学習を継続させ発展させることが出来ること。(自己教育力)
　b.自分が学んだ専門知識によって社会に寄与しようという意識があること。(公益を支える医師という自覚)

　以上のことを総合すると次のように考えることが出来る。つまり人間はある時急に過去と無関係な行動をとる生物ではない。現在は過去の積み重ねである。したがって、過去に紆余曲折が有ろうとも、現在抱いている希望に至る道筋は過去の実績の中にある(過去)。その過去を背景として専攻学部への今の希望がある(現在)。そしてその専攻の課程を修得するための能力が充分にあることをアピールする(未来)。このように過去・現在・未来に関してアピ

ールすることが必要だと考えることが出来るわけである。従来の指導では未来の自己につい
てのアピールに関する指導が不明確であったと言えるだろう。この未来の自己についてのア
ピールという側面から見れば、過去の実績という項目も見直されなければならない。部活動
や生徒会活動に積極であることは、未来におけるリーダーとしての自己を強調する意味があ
るが、医師は旗振り役を求められているわけではない。求められているものは、a.自分自身
が学習を継続させ発展させることが出来ること(自己教育力)、b.自分が学んだ専門知識によ
って社会に寄与しようという意識があること(公益を支える医師という自覚)、という側面か
らだけでは不十分である。むしろ何かについて調べたりまとめたりした経験や、医学歯学の
希望であれば、看護体験やホームでのボランティア体験のアピールの方が効果的である。何
かについて調べたりまとめたりした体験は、学校内であるよりも外部への発表などの方がア
ピール性は高い。もちろんアピール文だけのためにこのような実績を積んだとしても、底の
浅い実績は面接で簡単に論破されてしまうものである。言い換えれば、自分が進むべき道に
ついて真摯に考えてきたかどうかが問われることになると言えるだろう。つまり、アピール
文には、受験生諸君の将来に対する真摯な熟考とその熟考を反映した実績が前提なのである。
そこでは、医学・歯学系の学部を卒業した後のヴィジョンをどのように描いているかという
問題意識が必要とされるのである。卒業後にどのような仕事をしている自分がいるかという
ヴィジョンを描き、そこから逆算した意識が必要だと言えよう。10年後の自分がどのように
していると考えられるのか、そしてそのためには5年後には何をしているべきか、そして今
から入学する大学では何をすべきなのかという問題意識である。その問題意識をもとにして、
「このようにして勉強して行く計画がある」、という明確な意識が欲しいのである。文章とし
て明文化されなくとも、このような意識が自己アピール文を骨のある文章にするのである。

最後に

　敵を知ることは戦いの第一歩である。その意味も含めて、小論文が現れてきた理由やその
採点方法について考えてきた。そしてまた、我々は、小論文を書くためには技術や知識以上
に大切な何かがあると考えてきた。たどり着いた結論は、小論文のためには自分自身の世界
観を育てることが重要であるということである。また、自分自身の世界観を育てることは、
自分自身の将来のヴィジョンを創り出すことにもつながるのである。本書の解説と模範解答
例を利用して、自分の人生を切り開いてくれることを、我々は希望している。

医学・歯学系小論文キーワードとその背景

　ここでは、医学・歯学系の小論文に現れるキーワード、つまり、出題文を理解するために必要と思われる言葉について簡単な解説と参考となると思われる書籍を紹介した。大学入試レベルでの文章は、岩波新書や中公新書、講談社新書といった新書レベルの文章が殆どである。それは、新書版の書籍の内容が、現代の問題をコンパクトにまとめることを目的としていることや、また高校レベルよりは若干高度な内容と論理構成を含むために、問題としても出題しやすく、また受験生の理解能力を見るためにふさわしい難易度だからである。しかし、一方ではその内容が、たった一つのキーワードの意味するところが理解できないために全てが分からないということも起こりうるのである。そこでここでは医学・歯学系の小論文に必要であると考えられる最小限のキーワードとその背景を物語風に解説している。しかし、全てのキーワードを網羅しているわけではない。例えば、環境に関する内容は除いてある。本書収録の大学では環境関係の出題が最近では見られないからである。もちろん、この小論文キーワードを読んで、それで十分であるとは思ってほしくない。空いた時間にネットサーフィンをして関連サイトを見るくらいの気持ちが欲しいものである。

★ヒポクラテスの誓い

　医学と言えば、ヒポクラテスの誓いから始めるしかない。諸君は、「病気を治してもらうこと」が、患者の大きな関心の的であったことをまず知るべきだし、医学を学ぶということは医の倫理を実践するということだということに気づかなければならない。この事実は現在でも変わらない。小論文の論題に医師の倫理の問題が出題されるのは、やはり、医の倫理が重要な問題だからだ。昔から人間にとっては、病気の克服は最大の関心事の一つだったといっても過言ではない。諸君はこの節の表題となっているヒポクラテスの誓い(ヒポクラテス：紀元前450年頃から357年頃)という言葉を知っているだろうか。以下に英文のヒポクラテスの誓い(英文)を金沢医科大学ホームページから引用して載せておく。このサイトには、ヘルシンキ宣言やリスボン宣言が掲載されており、見るべき価値のあるサイトである。もし英文が理解できない場合には、インターネットで日本語訳のwebを訪れて欲しい。The Oath of Hippocrates に関するサイトは数多くある。特に医療倫理との関わりが深いため一読しておくべきである。

★ The Oath of Hippocrates

I swear by Apollo the Physician, and Aesculapius, and Health, and All-heal, and all the gods and goddesses, that, according to my ability and judgment, I will keep this oath and this stipulation-to reckon him who taught me this art equally dear to me as my parents, to share my substance with him, and relieve his necessities if required; to look upon his offspring in the same footing as my own brothers, and to teach them this art, if they shall wish to learn it, without fee or stipulation; and that by precept, lecture, and every other mode of instruction, I will impart a knowledge of the art to my own sons, and those of my teachers, and to disciples bound by a stipulation and oath according to the law of medicine, but to none others. I will follow that system of regiment which, according to my ability and judgment, I consider for the benefit of my patients, and abstain from whatever is deleterious and mischievous. I will give no deadly medicine to anyone if asked, nor suggest any such counsel ; and in like manner I will not give to a woman a pessary to produce abortion. With purity and with holiness I will pass my life and practice my art. I will not cut persons laboring under the stone, but will leave this to be done by men who are practitioners of this work. Into whatever houses I enter, I will go into them for the benefit of the sick, and will abstain from every voluntary act of mischief and corruption of females or males, of freemen and slaves. Whatever, in connection with my professional practice, or not in connection with it, I see or hear, in the life of men, which ought not to be spoken of abroad, I will not divulge, as reckoning that all such should be kept secret. While I continue to keep this oath unviolated, may it be granted to me to enjoy life and the practice of the art, respected by all men, in all times ! But should I trespass and violate this oath, may the reverse be my lot! 」

(※金沢医科大学(http：//www.kanazawa-med.ac.jp / information / material.html407)より引用)

　この誓いが示すように、ギリシャの時代から既に病気の克服は、人間の大きな関心事だったのである。そして医師の倫理も大切なものであったことがわかる。しかし、病気の克服についてはまず人体の仕組みについて調べることが必要だった。実際には、誰がはじめに人体の解剖を思いついたかはわからない。養老猛氏の著書(「からだを読む」養老孟司　ちくま新書)に依れば、ベルギー生まれのアンドレアス・ヴェサリウス(1543年に「人体構造論」という本を書いた)を近代解剖学の祖としている。人体の解剖自体は14世紀の北イタリアで既に行われていたことも指摘している。他にも、人間の身体を解剖して人体を見極めようとした人間に、あの有名なレオナルド・ダ・ヴィンチ(1452〜1519)がいる。もちろん「モナ・リザ(La Joconde)」を描いたあのレオナルド・ダ・ヴィンチである。彼が残したスケッチは精緻を極めているが、彼は自分の芸術のために人間の構造を知ろうとしたというべきだろう。しかし、当時は、まだ血液が体内を循環することも知られていなかった。血液の循環を発見したのはウィリアム・ハーヴェイ(1578〜1657)である。彼は、「血液は循環する」ことを発見し、そして実証したが、17世紀の人々にとっては、それは大胆な発想の転回であった。中世からのヨーロッパの精神史を大ざっぱに把握しようとすれば、それは神による調和の世界から科学による実証の世界へ転換であるが、神による調和を前提とした世界観の中では、当然ながら教会を中心とした宗教勢力が大きな力を持っている。それだけに、ハーヴェイは、ヨーロッパ全ての人々を敵にまわすことを恐れながら自説を述べなければならなかったという。なぜなら、教会によって異端とされる危険があったからである。異端とされれば異端審問にかけられることになる。つまり、当時の科学者(科学者という意味のscientistという言葉は比較的新しい言葉である。当時の人に科学者という言葉を使うことが妥当とはいえないが、それ以外に何とも呼びようがない。)は、異端審問と科学的真実の狭間で生きていたのである。信仰や俗信、そこに割り込んできた科学的真実がどのように遇されたか想像してみてほしい。いつの時代でも真実のために自分の命を賭けるのは大変な勇気がいるものである。しかし、人間の探求心は確実に病気の克服に近づく。古くからある天然痘。569年には既に天然痘(Variola)と命名されていたこの病気は、多くの人間を死に至らしめた。フランス国王ルイ15世も1774年に天然痘で死亡したのは有名な話である。天然痘とは昔から知られている

死を招く恐ろしい病気だったのだ。そしてジェンナーの種痘の話もまた有名な話である。1796年ジェンナー(1749〜1823)は、初めての種痘を試みる。牛の牛痘にかかった人間は天然痘にかからないという話を聞いて、その事実を調べ、それが真実であること信じたからだ。それから、183年後の1979年、WHO世界評議会は、1977年の患者発生を最後にして、地球上からの天然痘の撲滅を認証した。この勝利は、唯一の勝利であるが、その意味は非常に大きい。ここで人類は病気の克服という面では、一つの勝利に到達したわけだが、冒頭で医の倫理の問題が指摘されていることに注意してほしい。

　※英文のヒポクラテスの誓いのなかで、医術をartと表現していることに注意。

★遺伝子情報とヒトゲノム計画
　さて、人体について調べようという意識は、単に人体を解剖するだけではなく、それぞれの臓器が持つ機能、そして遺伝を司るDNAの発見へと結びつく。オーストリアの僧侶・植物学者であった、メンデル(1822〜1884)はエンドウ豆などを研究しているときに、かけ合わせ方によって遺伝にある法則性があることを発見した。といっても遺伝子の概念が明確にあった訳ではない。「なんかあるなぁ」程度の認識であったろう。もちろん、少なくとも医科歯科系を志望している諸君がメンデルを知らないことはないと思うが、彼が生きている間には世界には認められなかったのである。先駆けとなる人間は多くの場合に同時代の人間には理解されないものだ。きみたちの中にも先駆けとなる運命を担い、だれからも理解されない人がいるかもしれない。しかしやがては認められるときが来る。メンデルも1900年にドイツのコレンズ，オーストリアのチェルマックなどが再発見したことで，その業績がみとめられるようになった。そしてついに遺伝について大きな研究成果が発表されるときがやってくる。

　遺伝法則に関わるDNA遺伝子の本体(遺伝情報の担い手)DNAが二重らせん構造をなすことは，雑誌『Nature』1953年4月25日号で発表された。この雑誌でJ.D.ワトソンとF.H.C.クリックは，DNAの基本構造モデルを理論的かつ簡潔に記し、1962年度にはノーベル生理学・医学賞を受賞した。しかし、人間の持つ探求への欲望はこれで終わったわけではない。人間のDNAの塩基の並びは約31億あるが、日、米、英、仏、独、中国6カ国の研究機関でつくる「国際ヒトゲノム計画」は2003年4月14日、ヒトゲノムの解読を遂に完了したことを宣言した。いわば「人間の設計図」の完成は、病気の診断や治療、新薬の開発に大きく貢献すると期待されるが、国際研究チームは約28億3000万を解読した。未解読部分は生命活動に無関係か、現在の技術では解読不可能という。ヒトゲノム計画は、人間のDNAを明らかにしようとする人類の計画であった。その結果、人類が長い間抱いてきた、病気を克服したいという素朴で純粋な気持ちは、いまや、遺伝子治療という最先端の技術へと到達した。しかし、生体情報は最大のプライバシーであるということを強調しておこう。諸君は人間の体を扱うと同時に人間のプライバシーも扱うことになるのだということを忘れてはならない。遺伝子情報は、個人が将来発症する病気の可能性を明らかにしてしまう。その結果、遺伝的な情報が自由にやりとりできれば、保険契約や就職などで差別を生じる可能性が否定できない。そのために生命倫理委員会は、国際連合教育科学文化機関(ユネスコ)の「ヒトゲノムと人権に関する世界宣言」等を踏まえて、2000年に「ヒトゲノム研究に関する基本原則」を策定し、翌年には、文部科学省、厚生労働省及び経済産業省が、個人情報の保護を盛り込んだ「ヒトゲノム・遺伝子解析研究に関する倫理指針」を策定している。そして、2004年には

「個人情報保護法」の施行を背景に全面改訂が行われた。2005年にも一部改訂が行われ、続いて2008年にも一部改正が行われている。

　ヒトES細胞研究、クローン技術、ヒトゲノム研究、生殖補助医療研究、iPS細胞研究など、ライフサイエンスについては、文部科学省の「ライフサイエンスの広場」が詳しいので、以下のサイトを参照されたい。

　　文部科学省「ライフサイエンスの広場」
　　http：//www.lifescience.mext.go.jp/bioethics/index.html

★出生前診断
　さて、その最大のプライバシーである生体情報はいったいいつから調べることが可能なのだろうか。人間の場合、出生前から可能である。出生前診断がそれである。出生前診断については、従来はそれぞれの分野の専門性の違いから、検査に関わる学会がそれぞれの指針を出すという状況があったが、今や、遺伝学的な検査という大きな枠組みの中の一つとしてとらえられている。遺伝学的な検査については、「遺伝学的検査に関するガイドライン(案)」(平成13年3月27日)が、八つの団体のワーキンググループによって公表されている。八つの団体とは、日本遺伝カウンセリング学会、日本遺伝子診療学会、日本産科婦人科学会、日本小児遺伝学会、日本人類遺伝学会、日本先天異常学会、日本先天代謝異常学会、家族性腫瘍研究会である。このことから見てもそれぞれの検査が、遺伝学的検査という大きな枠組みの中で理解されていることが分かるだろう。この案は2003年8月には正式にガイドラインとなった。
このガイドラインは、日本遺伝子診療学会のサイトから閲覧可能である。

　　日本遺伝子診療学会
　　http：//www.congre.co.jp/gene/frame/f_guideline.html

　さて、このガイドラインの冒頭では、遺伝学的検査が臨床の現場で利用され、疾病の予防、診断、治療に貢献することを指摘する一方で、個人の遺伝情報の保護や検査の前後のカウンセリングを検討すべきことを同時に指摘している。これはどのような意味だろうか。言い換えれば遺伝学的な検査には、疾病の予防、診断、治療に貢献するという光の部分と、個人の遺伝情報の保護や検査の前後のカウンセリングといった、いわば影の部分が存在するということである。したがって、この点についてはもう少し詳しく検討する必要がある。
　疾病の予防、診断、治療に貢献するという点では、明らかに患者に有利に働く。つまり患者の遺伝学的検査を行うことで、将来、どのような病気にかかる可能性があるかを予測したり、また遺伝子レベルでの診断や治療のための指針を考えることが出来るということである。個人の遺伝子情報を利用したオーダーメイドの薬の開発なども考えられている。一方、遺伝子情報は、患者個人の生体情報であり、生体情報は最大のプライバシーなのである。例えば、将来どのような病気にかかる可能性があるかを予測できる状態で、我々が生命保険に加入するという場合を考えてみよう。当然そこでは、将来どのよう病気にかかるかによって生命保険の掛け金を変えようという発想も生まれる。すると生命保険会社は加入者に遺伝学的検査を義務づけるかもしれない。では、遺伝学的検査を拒否して生命保険に加入しないことが可能だろうか。生命保険は決して本人のためだけではない。子どもや配偶者という家族のために加入する場合がほとんどである。また、致命的な病気にかかる可能性を持つ遺伝子を持っ

ていることは、その人の責任なのだろうか。つまり、相手の弱いところにつけ込んで、生体情報という最大のプライバシーを求めることは果たして正当な論理だろうかということである。ここまでくれば、遺伝子情報に関する出題に対しては、遺伝子情報を解読、もしくは利用することによって起こる光と陰の部分に目を向けなければいけないことが理解できると思う。

　次に検査の前後のカウンセリングとはどのようなものか考えてみよう。人間には知る自由もあれば知らないでいる自由もある。その選択は患者自身がしなければならない。つまり、人間は自分の体に関する医療について自己決定権があり、そしてその結果には自らが引き受けなければならないという自己責任が伴うのである。しかし、遺伝検査によって自分が致命的な病気にかかる遺伝子を持っていることを知ったとき、人間の心はその衝撃に耐えられるだろうか。こんな話がある。昔、あるやくざの大親分がガンになった。本人の希望もあり、また、医師も大丈夫だろうと思ってガンの告知、つまりあとどのくらい生きられるかを告知した。ところがその結果、本人はガンの告知に耐えきれずに生活が荒れ、飲酒などによって自らの寿命を縮めてしまったというのである。この話にはバリエーションがあって、大親分が時には医師になったり僧侶になったりする。そしてこのケースがすべてに当てはまる訳ではないが、人間の心はそれほど頑強なものではないということに気づかされる話である。同じように自分が致命的な病気にかかる遺伝子を持っていることを知った人間には、その生活を維持し、そして病気に立ち向かうためのカウンセリングが必要なのである。カウンセリングは単に遺伝情報を知ることだけにとどまらない。ガンなどの致命的な病気と大きな関係があることに気づかなければならない。

★ガンの告知
　個人情報に関連して、ここでガンの告知について考えてみよう。進行したガン自体は目に見える病気であるが、ガンであるかどうかという事実は個人情報である。ところが、かつて日本人にガンの告知について世論調査をしたところ、家族にガンを患っている人がいる場合、多くの人は告知をしないと答えているのである。最近では、本人にガンの告知をすることによって、積極的に治療に協力してもらおうという考えや、またインフォームドコンセントの重要性から告知をすることが多くなっている。このような状況を考えると、小論文の問題として「ガンの告知をすべきか、自分の考えを述べよ」という問題がすぐに出てくることになる。すると、その解答のキーポイントは、患者の個人情報、インフォームドコンセント、そして患者の心の問題を考えなければならないということになる。さて、患者の心の問題を考えるという点では、死をどのようにとらえるかという問題でもある。宗教などを心の拠り所にしている場合や、それ以外の場合では死生観が異なることが知られている。心の問題として、来世を信じることによって死への恐怖が和らげられることがあるからである。また、死は個人の消滅であるが、自分の子孫を作ることで自分の死を無駄なものではなく生命の連続性の中に見ようとする人もいる。「早く孫の顔を見たい」という言葉は、ある意味、孫を見ることで自分の命が続いていくと考えたいからである。しかし、宗教や家族関係が希薄になった今、死は我々の眼前にむき出しで現れることになった。それは、脳死判定と臓器移植である。死体からの臓器移植は、「死」があることが前提なのである。それを避けようとすれば、現在のところ生体移植か人工臓器しかない。そして臓器移植に関する法律は平成23年度現在、大きく変貌を遂げつつある。

★臓器移植

　臓器移植とは、生命を維持するために重要な役割を果たしている臓器が、生命を維持するために必要な役割を果たすことが出来なくなり(つまり機能しなくなり)、臓器を代替する以外に治療法がない場合に行われる医療である。このように書くとあまりにも漠然としているが、生命を維持するために重要な役割を果たしている臓器とは、心臓や肝臓、肺、腎臓などである。現在の移植医療の焦点であると考えてよいだろう。なぜなら、1997年10月16日に「臓器の移植に関する法律」が施行されたことによって状況が大きく変わったからである。日本では、この法律施行以前にも「心臓停止後」における腎臓と角膜の移植は行われていた。しかし、それに加えてさらに心臓や肝臓、肺の移植も可能となったからである。また、この「移植が可能になった」ということは、あくまで法律上の問題であり、実際に日本における臓器移植が急激に増加したというとそうではない。ドナーの意思表示の問題、15歳未満の子供の臓器提供が禁じられるなどの問題などが未解決であったからである。これは法律的にも大きな問題をはらんでいた。臓器の提供は自発的な意思にに依らねばならないが、自発的な意思と判断できる年齢はいつからかという課題を乗り越えなければならないからである。ところが、子供の臓器移植のために海外渡航をするという流れが出来てきた。そこで、2009年7月に、脳死を人の死とすることを前提にして、臓器移植提供の年齢制限を撤廃する「改正臓器移植法」が成立した。現在では、海外に比較すれば数は少ないが、日本での臓器移植の数は確実に増加している。そこで臓器移植に関わる問題点をいくつか検討する必要がある。

　臓器移植に関する問題を理解するためには、和田心臓移植とその後の医療不信の問題について語らなければならない。世界の臓器移植の流れの中で、初めに心臓移植を行ったのは、南アフリカのバーナードだった。1967年に世界初の心臓移植手術が行われたが患者は18日後に死亡している。そして、1968年、つまりバーナードによる世界初の心臓移植の翌年に、札幌医大の和田寿郎教授によって日本で初めての心臓移植が行われた。しかし患者は83日後に死亡したのである。この手術をめぐって、ドナーの脳死判定や、患者にとって本当に移植が必要だったのかをめぐる疑惑が指摘され、和田教授は三度にわたって殺人罪で告発されたのである。結果は、証拠不十分で不起訴となったが、日本の医療に対する不振、特に臓器移植に対する不信が生まれ、欧米に比較して主要な臓器の移植が進展しないという経緯のきっかけとなったのである。特に脳死の問題は、移植法案の審議の際にも大きな問題となったのである。

★死の判定

　では、通常の「死」とはどのように判定されるのだろうか。法律施行前は、心臓停止、呼吸停止、瞳孔が開くなどの特徴をもって死を判定していた。しかも、「死」を規定した法律は存在しなかったのである。しかし、臓器移植を念頭に置いて考えるとこの規準はあまり都合がよくない。なぜなら、心臓や肺、肝臓は、心臓が止まって血液が循環しなくなるとすぐに状態が悪くなるからである。つまり移植に適さなくなるのである。そこで「脳死判定」によって死を判定することとなったのである。「脳死判定」は、外傷などにより、呼吸などを調節している脳幹を含めて脳全体の機能が失われ、二度と回復しない状態であるとされる。つまり脳が不可逆的な損傷を受け機能回復の見込みがない場合である。具体的な判断の基準は「臨床的脳死」と「法的脳死」の二つの段階に分けられ、「臨床的脳死」は「(1)深い昏睡

(2)瞳孔の散大と固定(3)脳幹反射の消失(4)平たんな脳波」で判定される。一方、「法的脳死」は以上の4点に加え、自発呼吸の停止を確認し、さらに同じ検査を6時間以上の間隔をおいて行った後に判定される。この時点で、すでに諸君は問題点に気づくことが出来ただろうか。それは、「法的脳死」という人為的に判断される死(つまり人が作り出した法的概念)に対して納得できるかという問題である。これは科学・医学の問題ではなく人間としての感情の問題である。患者本人はもとより、患者の遺族がすべて医学的な知識を兼ね備え、そして科学的に物事を判断すると断言できるだろうか。「臓器の移植に関する法律」においてもわざわざ、死者に対して礼を失しないようにという条文がある。つまり、臓器移植は法律的には解決していても、人間の感情としては未解決なのである。これは21世紀になってもそれほど人間の感情は変わっていない。実際、諸外国と比較して日本での脳死者からの移植は未だに少ない。

★臓器提供と意思確認
　こうして脳死が判定されたあとに臓器の摘出が可能となるが、次のステップとして本人の臓器提供の意思の確認という問題がある。和田心臓移植が招いた医療不信のために、日本では臓器移植、特に脳死移植に対する懸念が強くなり、欧米に比べて移植が進展しない大きな原因となったことは既に述べた。脳死を前提とする心臓・肝臓移植は行われず、腎臓移植だけが、しかも肉親間の提供による生体腎臓移植を主として行われてきた。移植とは、簡単に言えば、機能しなくなった自分の臓器を取って、他人の正常に機能している臓器で置き換え、臓器の機能を正常に回復させる治療法のことである。このとき、移植の臓器提供者をドナーと呼び、移植が必要な患者をレシピエントと呼ぶ。ドナーは、脳死ドナーと生体ドナーに区別されるが、日本では、脳死ドナーが少なく、その結果、肝臓・腎臓の生体移植が盛んに行われているという状況であるとされる。移植が一般的な治療法の一つとなった理由には、免疫抑制剤の開発がある。免疫抑制剤としてシクロスポリンが使用されるようになって移植の成功率は飛躍的に向上した。その後もタクロリムス(FK506等)の免疫抑制剤が開発されている。しかし、臓器移植という医療は、当たり前の話だが、医師と患者だけではなく第三者の善意による「臓器の提供」がなければ成り立たない。そして、第三者の善意がいつでも活かされるかというとそうでもない。それは拒否反応の問題の他にABO式血液型の一致はもちろんのこと、HLA型(白血球にもHLA型という血液型があり、HLAはヒト白血球抗原の略で、移植の成功を握る各人固有の遺伝性の抗原で数万通りの組合せがある。もちろん家族では一致する確率は高くなる。)の一致も必要だからである。実際のところ、生体移植の面では、どうしてもドナーが肉親に限定されることになってしまう。また、死体からの移植がより広範囲に実施できるような法改正が行われると、その一方個人の権利が狭められ、下手をすると脳死者はただの利用可能な臓器の集合体としてしか捉えられなくなる可能性が指摘されている。確かに人間は、長く生きたい。しかし、その事が他人の権利を無制限に制限できると考えるのは間違いであろう。この問題は、哲学や宗教、個人の権利など、さまざまな要素を含んでいる。自分の中で十分に考えておいてほしい問題である。

★臓器移植法の改正
　1997年10月16日に「臓器の移植に関する法律(以下「臓器移植法」という。)」が施行されたことによって状況が大きく変わったが、この時のには、「脳死」という概念を導入する

ことが大きな焦点となった。その結果、心臓や肝臓、肺の移植も可能となった。しかし、移植可能という考え方は、あくまで法律上の問題であり、実際に日本における臓器移植が急激に増加した訳ではない。ドナーの意思表示の問題、15歳未満の子供の臓器提供が禁じられるなどの問題などが未解決であったからである。これは法律的にも大きな問題をはらんでいた。臓器の提供は自発的な意思に依らねばならないが、自発的な意思と判断できる年齢はいつからかという課題を乗り越えなければならないからである。

　2009年7月に、脳死を人の死とすることを前提にして、臓器移植提供の年齢制限を撤廃する「改正臓器移植法」が成立したが、問題は解決したのだろうか。改正臓器移植法の一部が施行され、2010年1月17日から「親族への優先提要の意思表示」が可能となった。今回の改正では、本人が生前に拒否していなければ、家族の同意で臓器提供が可能になり、また親族への優先提供も認められた。しかし、「本人が積極的に意思表示をすること」と、「本人が生前に拒否していない」ことは同じ意味ではないことにすぐに気づくであろう。また、親族への優先提供は、移植の公平性を損なう可能性がある。かつて胆道閉鎖症の子供を持つ親に対して、生体肝移植の圧力が掛かるような状況があった。同じように、子供のために両親は自分の命を犠牲にすべきであるという流れが出来たとしたら、それは正当な行為であるとは言えない。また、子供が死亡した場合、その保護者に対して臓器提供の圧力が掛かる可能性も指摘できる。臓器移植法は改正されても、未だに課題は残っていることを忘れないで欲しい。2009年7月に、「臓器移植法」が改正され、2010年1月から順次施行されているが、同時に「臓器の移植に関する法律」の運用に関する指針(ガイドライン)(厚生労働省/臓器移植関連情報/関連法令、による。)も改正された。その結果、2011年の、厚生労働省　社団法人日本臓器移植ネットワーク「親族優先提供についてのQ&A」では、留意事項として、「親族提供を目的とした自殺を防ぐため、自殺した方からの親族への優先提供は行われません。」と明記している。

　2010年からの臓器移植法の改正による主な改正点は、①本人の臓器提供の意思が不明の場合であって、遺族がこれを書面により承諾するとき。(なお、今回の改正法施行後、家族の承諾のみの臓器提供は大幅に増加している。)②臓器摘出に関わる脳死判定の要件の改正。③親族への優先提供の意思表示が出来ること。④家族の書面による承諾により、15歳未満の方からの臓器提供が可能になること(平成23年度5月現在で既に1例目が確認されている)、などが挙げられる。

　今回の改正では、本人が生前に拒否していなければ、家族の同意で臓器提供が可能になり、また親族への優先提供も認められた。しかし、親族への優先提供は、移植の公平性を損なう可能性がある。くり返しになるが、死体からの移植がより広範囲に実施できるような法改正が行われると、その一方で、個人の権利が狭められ、下手をすると脳死者はただの利用可能な臓器の集合体としてしか捉えられなくなる可能性が指摘されている。確かに人間は、長く生きたい。しかし、そのことが他人の権利を無制限に制限できる理由になるのだろうか。この問題は、哲学や宗教、個人の権利など、さまざまな要素を含んでいる。自分の中で十分に考えておいてほしい問題である。

★臓器移植と再生医療
　ES細胞と同じ分化機能を持つiPS(人工多能性幹)細胞を作る技術が、京都大学の山中伸弥

教授らによって発表されたのは、2006年8月である。成人の皮膚細胞などの体細胞に複数の遺伝子を組込むことで、ES細胞と同じ分化機能を持つiPS(人工多能性幹)細胞を作る技術を確立させたのである。山中教授は、本来は医師であり、医師から研究者へと転身したという経歴を持つ。山中教授がiPS細胞を作る技術を確立するとすぐに研究の倫理的指針作りに着手したのは、この経歴と無縁ではないだろう。規制は一見すると研究の妨げになりそうだが、はじめに倫理的な規制を作っておいた方が研究は逆にやりやすいからである。山中教授の作り出したiPS細胞はさまざまな組織や臓器のもとになる能力があり、拒絶反応のない細胞移植や再生医療などへの応用が期待されている。具体的には、血液細胞を作成して輸血に使用する、角膜を作成して移植する、神経の再生、インスリンをつくりだす膵島を作り出し、糖尿病の治療するなどの応用が考えられる。

　同じように再生医療の期待を担っていたものにES細胞がある。ES細胞の倫理的問題は、ES細胞を取り出すさいにヒト胚を利用する点にあった。ヒト胚を通常の人間と同じだとすると、人間を利用することと同じになり、これがES細胞研究の大きな問題であった。それでは、ES細胞の研究は中止されるだろうか。山中教授は、ES細胞とiPS細胞の間にどのような違いがあるかを考えれば、ES細胞の研究の意義は失われないという声明を、他の研究者と共に出している。iPS細胞は、ヒト胚を利用するという倫理的問題を解決したように見えるが、iPS細胞がES細胞と同じような万能細胞であれば、理論的にはiPS細胞からヒト胚の作成が可能になる。そしてiPS細胞から作成された精子や卵子が、生殖医療に用いられる可能性があり、クローン技術規制法などの生殖技術関連の規制も含め、未だに倫理的問題は解決されていないということが出来る。これは生殖医療の面からも倫理的な問題を考える必要性を示唆している。また、エンハンスメント利用(治療目的ではなく、長寿や身体能力増強目的での使用)の可能性など、倫理的・法的・社会的観点から見た問題点も指摘されている。法的観点から見た問題点とは、ヒトはどこからがヒトかという問題に他ならない。法律的上、人権は遺産相続などの特殊な場合を除いて胎児には及ばない。体外に出てこなければ人としての権利は確定しないのである。きわどい表現を使えば、胎児は体内に出来た腫れ物程度の扱いなのである。しかし、皮膚細胞から精子や卵子が作り出され、それが、人へと成長するとなると、どこまで権利を保護すべきだろうか。ES細胞の場合、本来人となるだろうと予測できる胚の一部を使用したために、問題ありとされた。ES細胞の研究に使われる胚は、排卵誘発剤によって取り出した卵子と精子を結合させ、着床の可能性が高いものを子宮に戻していた。それ以外の余った胚が研究に使用されるという経緯があった。iPS細胞は成人の皮膚細胞から作り出されたが、それが人へと成長する可能性を考慮すると、やはり乗り越えなければならない法律的な課題があるということが出来る。

　2008年に文部科学省の生命倫理・安全部会は、ES細胞同様に人のiPS細胞から精子や卵子などの生殖細胞を作ることを当面禁止することを通知した。その後、2009年12月18日付けで、ヒトiPS細胞及びヒト組織幹細胞については、これらの細胞自体を直接の対象とした指針がないため、新たな指針として、ヒトES細胞、ヒトiPS細胞及びヒト組織幹細胞からの生殖細胞の作成を可能とする一方で、その生殖細胞を用いたヒト胚の作成を禁止する内容の指針を作成するため、パブリック・コメントを募集した。2010年1月14日に、パブリック・コメントの募集は終了し、「ヒトES細胞等からの生殖細胞の作成に関する指針」が、2010年5月20日に公布、同日施行となった。

★安楽死と尊厳死

　死のとらえ方は文化や個人の考えや宗教と深い関わりがあることはすでに述べた。そして患者の自己決定権についてもふれたが、死に対する患者の自己決定権はどのように考えられるのだろうか。死と患者の自己決定権の関わりを表す言葉として尊厳死と安楽死という言葉がある。しかし尊厳死と安楽死については、必ずしも定義の一致を見ていない。たとえば、日本尊厳死協会のサイトでは尊厳死を次のように定義している。(2010/01/10 現在)

　「傷病により『不治かつ末期』になったときに、自分の意思で、死にゆく過程を引き延ばすだけに過ぎない延命措置をやめてもらい、人間としての尊厳を保ちながら死を迎えることです。」このサイトでは、尊厳死の宣言書(リビング・ウイル・Living Will) の様式例を見ることができる。また、尊厳死と安楽死を区別していることも指摘しておこう。安楽死については「安楽死は、助かる見込みがないのに、耐え難い苦痛から逃れることもできない患者の自発的要請にこたえて、医師が積極的な医療行為で患者を早く死なせることです。」と述べている。

　この他にも、尊厳死については、人間が死に際して、単なる生物としての死ではなく「人間として」遇されて死ぬことであるという定義もある。しかし、多くの定義に共通してみられるのは、「自分の意思」と「人間らしい死」という考え方であろう。また、安楽死についても、「第三者が苦痛を訴えている患者に同情して、その患者を『死なせる行為』」としてとらえる考え方もある一方で、尊厳死を究極まで問いつめていくと、死に際して第三者から「死」を与えられる以外に、人間としての尊厳を保つことが出来ないような場合を安楽死と考える立場もある。つまり尊厳死と安楽死を全く別のものとして考えるか同じ平面上で考えるかで異なることになる。特に安楽死の問題は世界各国で事情も異なり一概にこうだとは言えないものであることを指摘しておこう。尊厳死について、既に、「自分の意思」と「人間らしい死」という考え方が多くの定義に共通してみられることを指摘した。「自分の意思」については、インフォームド・コンセントや医療の選択と自己責任という観点から迫ることが可能だろう。問題は「人間らしい死」とは何かということである。また、インフォームド・コンセントが、単に医師の一方的な説明ではないことに留意する必要がある。1981年にリスボンで開かれた世界医師会(WMA) 総会では、患者の権利宣言を議決した。この宣言はリスボン宣言と呼ばれ、1995年にバリで改訂されたが現在でも大きな意味を持っている。リスボン宣言は、前文と9つの原則からなっているが、その前文で以下のように述べる。

World Medical Association Declaration on the Rights of the Patient
Adopted by the 34th World Medical Assembly Lisbon, Portugal, September/October 1981
and amended by the 47th General Assembly Bali, Indonesia, September 1995

PREAMBLE

The relationship between physicians, their patients and broader society has undergone significant changes in recent times. While a physician should always act according to his/her conscience, and always in the best interests of the patient, equal effort must be made to guarantee patient autonomy and justice. The following Declaration represents some of the principal rights of the patient which the medical profession endorses and promotes. Physicians and other persons or bodies involved in the provision of health care have a joint responsibility to recognize and uphold these rights. Whenever legislation, government action or any other administration or institution denies patients these rights, physicians should pursue appropriate means to assure or to restore them.

In the context of biomedical research involving human subjects - including non therapeutic biomedical research - the subject is entitled to the same rights and consideration as any patient in a normal therapeutic situation. (http：//www.wma.net/e/policy/l4.htm より引用)」

　この前文では、この宣言は、医療に携わる者が確認し、そして促進する患者の基本的権利の一部を表すものであること、また保健医療にかかわる医師やその他の個人もしくは団体は、これらの権利を認容し擁護していく上で共同の責任を担っていることなどが述べられている。「良質の医療を受ける権利(Right to medical care of good quality)」、「自己決定の権利(Right to self-determination)」などについて規定している。英文もそんなに難しいものではないので見ておくべきものであろう。インフォームド・コンセントについては最近では論題としての出題が少ない。しかし、それは他の論題のなかで理解していて当然の前提として含まれているからで、決して「知らない言葉」であってはならない。

★生活習慣病
　生活習慣病は、かつて成人病と呼ばれていたものが、生活習慣病と呼ばれるようになったものである。もともと病気とは、病原体や有害物質、さらに遺伝的な要素が関与しているものだが、それ以外に、個人の生活習慣が大きく関与していることがわかってきた。たとえば、嗜好などの食習慣や運動の習慣、そして休養の取り方などの生活習慣が多くの病気に深く関わっている。これまで病気の早期発見と早期治療(二次予防)に重点を置いてきたことに加えて、一次予防である健康増進や発病の予防など、生活習慣の改善を目指す対策を推進するために新たに導入された概念で、日野原重明氏が「習慣病」という考えを1978年に提唱したとされる。生活習慣病が関与しているとされる主な病気には、心筋梗塞や脳出血、脳梗塞、高血圧、アルコール性肝炎、糖尿病、痛風、大腸ガンなどが含まれている。特に生活習慣病は、10年から20年といった長い年月を経て発病することが多いという特徴がある。つまり気がつかない間に病気が進行しているというのが怖いところである。小論文という点から見れば、生活習慣病の対策が一次予防に重点が置かれるようになったことから出題しやすい問題となったといえよう。それは生活習慣病を予防するためにはどのようなことが必要かという出題形式から、図表を含んだ出題形式まで多岐にわたっている。

★プライマリー・ケア
　プライマリー・ケアとは、日本語では初期医療とか初期治療と訳されていることが多いがが、実際の概念はより多くの概念を包括的に含んでいる。日本には、日本プライマリ・ケア学会があり、プライマリ・ケアの5つの理念を示している。その理念は、「近接性」「包括性」「協調性」「継続性」「責任性」という言葉で表現されている。医療における位置付けについては、「患者が最初に接する医療の段階。それが身近に容易に得られ、適切に診断処置され、また以後の療養の方向について正確な指導が与えられることを重視する概念で、そのために訓練された一般医・家庭医(プライマリ・ケア医師)がその任にあたる。」(日本プライマリ・

ケア学会連合http：//www.primary-care.or.jp/)と位置づけられている。では、なぜ、今プライマリ・ケアが問われているのだろうか。そこには医学・医療の専門化への反省という考え方があるからである。近代医学の治療は、検査・診断、投薬、手術という順序を踏むと言ってもよいが、医療の専門化がどんどん進むなかで、専門外を診ることができない医師が生まれてしまうという現状があると言われる。(現在では一般にとしての研修も開始されている。)

　医師がより高度な専門を持ちたいと考えるのには、患者の在り方の問題も大きく関与していると言えるだろう。なぜなら、患者の多くは普段は医師との接触を持たず、病気になるとすぐに専門医に診てもらいたいと思う傾向があるからである。つまり、患者の在り方が医師の在り方を変化させ、その結果、患者は自分自身の状態を総合的に判断してくれる医師を失ったと言えるだろう。しかし、高齢化社会に突入し、また生活習慣病などが増加すると、患者一人でいくつもの専門医にかからなければならないような状態が起きてくる。そこで別々の薬が処方されるわけだから、患者の手間と薬剤の複合的な副作用(このような副作用を防ぐために、薬局ではお薬手帳と呼ばれる投薬記録を出してくれる)を考えれば、よほど症状が悪化していない限り、一人の医師によって診てもらった方が楽である。

　また、医師と患者との信頼という面からもジェネラリスト(一般医)が間に入ることで、人間としてのつながりが生まれることも無視できない。地域に密着したジェネラリスト(一般医)であれば、その患者が人間としてどのような悩みをもっているかということまで含めて患者の状態を考えることが出来る可能性が高い。初対面ではなかなか踏みこめない部分であると言えよう。つまりジェネラリスト(一般医)が初めに患者を診て、それからスペシャリストに患者を送るという体制が求められているということができる。実際、移植医療などの高度医療は、専門家による実施の体制が整備された病院でなくては無理があるのは確かであり、移植医療についてはその実施可能病院が示されている。この流れの最後には、「将来の医師はどのようにあるべきか」という小論文の課題が見えてくる。

★終末医療とQOL、そして福祉

　1970年頃からホスピスという動きが現れてきた。その後、WHO(世界保健機関)がQOLの概念を中心とした医療のあり方を普及させてきた。特に1989年にWHOが提唱した考え方は、がんの診断時から終末期に至る途中の過程にQOLという概念を取り入れて医療を行うことであった。Palliative Medicine(緩和医療)やPalliative Care(緩和ケア)と呼ばれるものがあげられているが、この医療に対する新しい考え方は、現在、国際的にも広く承認されるに至っている。新しいパラダイム(paradigm 知的枠組)として承認されたと言うことである。このパラダイムに沿って、現在では緩和医療はがん医療のひとつの専門的な分野を確立しつつある。たとえば「日本ペインクリニック学会」などをあげることが出来る。

　現在では患者のクオリティ・オブ・ライフ(Quality of life, QOL)を尊重する思想が世間の認知を得ているが、その結果、福祉の内容も変化しつつあると言える。今、福祉というと高齢者福祉や介護の問題がクローズアップされている。けれども福祉とは、高齢者福祉や介護の問題だけではない。その他にも児童福祉や心身に障害を持つ人のための福祉や日常の生活に困っている人たちのための福祉もあることを忘れてはならない。諸君は、日本国憲法の25条を読んだことがあるだろうか。「福祉」という考えはこの条文に由来している。憲法25条では「第二十五条　1すべて国民は、健康で文化的な最低限度の生活を営む権利を有する。　2

国は、すべての生活部面について、社会福祉、社会保障及び公衆衛生の向上及び増進に努めなければならない」とある。この考えに基づいて、日本では社会保障という言葉で表現されるさまざまな政策および制度が行われてきた。つまり、福祉とは「社会保障」と呼ばれる大きな枠組みのなかの一部なのである。社会保障制度は、1950年の社会保障制度審議会の「社会保障に関する勧告」をもとにしてだんだんと整備されてきた。その内容は①社会保険②社会福祉③公的扶助④公衆衛生・医療を中心としている。その範囲はすでに示したように単に医療や介護だけにとどまらない。例えば児童福祉法では、第1条で、「①すべて国民は、児童が心身ともに健やかに生まれ、且つ、育成されるよう努めなければならない。② すべて児童は、ひとしくその生活を保障され、愛護されなければならない。」という基本原則を掲げている。

　しかし、日本の人口の年齢構成は今までの福祉政策を根本的に見直さなければならない状況になった。それは社会の高齢化と若年層人口の減少である。つまり、日本社会は、少子化という言葉に代表されるように、出生率の低下の一方で、今までの世代が年齢を重ねることにより、高齢社会へと突入することとなったのである。一般には、高齢化率(総人口における65歳以上の高齢者の人口割合)が7％を超えた社会を「高齢化社会」とよび、14％を超えた社会を「高齢社会」という呼び方で呼んでいる。日本はすでに1994年には「高齢社会」へと突入した。日本では高齢社会対策基本法が平成7年に制定され、「我が国の人口構造の高齢化は極めて急速に進んでおり、遠からず世界に例を見ない水準の高齢社会が到来するものと見込まれている」(前文)と述べている。これは法律として初めて「高齢社会」の用語を使用したものである。きみたちは、ゴールドプラン21というプランを知っているだろうか。政府が高齢者のための基盤整備を目標に、1999年に策定した計画である。その中では、次のような目標が掲げられている。

Ⅰ 「活力ある高齢者像の構築」
　「高齢者の世紀」である21世紀を明るく活力する社会とするため、可能な限り多くの高齢者が健康で生きがいをもって社会参加できるよう、「活力ある高齢者像」を構築する。
Ⅱ 高齢者の尊厳の確保と自立支援
　要援護の高齢者が自立した生活を尊厳をもって送ることができるよう、また、介護家族への支援が図られるよう、在宅福祉を基本として、介護サービス基盤の質・量両面にわたる整備を進める。
Ⅲ 支え合う地域社会の形成
　地域において、介護にとどまらず、生活全般にわたる支援体制が整備されるよう、住民相互に支え合うことのできる地域社会づくりや高齢者の居住環境等の整備に向けて積極的に取り組む。
Ⅳ 利用者から信頼される介護サービスの確立
　措置から契約への変更が利用者本位の仕組みとして定着するよう、利用者保護の環境整備や介護サービス事業の健全な発展を図り、介護サービスの信頼性を確立する。」

(ゴールドプラン21から抜粋)

この内容を読んでどのように感じるだろうか。少なくとも、この内容から高齢社会において高齢者の生活の在り方や、医師の役割などを考えることができなくてはいけない。

★クローン

　最後にクローン技術について述べておこう。クローン技術そのものを対象とした論題はないが、最先端の技術として、また人への応用が論議されている問題として内容を理解しておく必要は否定できない。クローンという言葉は、「遺伝的に同一である個体や細胞(の集合)」を指す生物学の用語として使われている。したがって、１９９６年７月にイギリスで「ドリー」と名付けられたクローン羊が誕生したが、ここで言うクローン羊とは、「互いに全く同じ遺伝子組成を持った複数の羊」を指していることになる。また、日本でも１９９８年７月に、２頭のクローン牛が誕生している(近畿大学農学部が石川県畜産総合センターの協力によって、誕生させた)。このクローンの技術の焦点は、成熟した羊や牛の体細胞からクローン(体細胞クローン)を生み出すことができるという点にあるが、このことが実際に実験によって確かめられたことから、人間にクローン技術を適用できる可能性が出てきた。既に見てきたようにES細胞やiPS細胞の研究から精子や卵子を作り出す技術が確立すれば、クローンは現実味を帯びた話になってくる。特にiPS細胞の場合には、成人の皮膚細胞から作成したという経緯を考えると完全なクローンを作り出すことも不可能ではない。しかし、可能な科学技術であるからすぐに人間に適用して良いかとなるとまた別な問題を含んでいることを忘れてはならない。今まで、人間は男性と女性という両性によって生み出されてきたが、クローン技術は両性を必要としない。しかし、人間社会が発展してくる中で、両性の存在と生命の誕生の関わりは、すべての前提だったのである。哲学や医学、宗教や法律も両性の存在と生命の誕生の関わりを前提として組み立てられてきた。逆に言えば、クローン技術に対して、現代社会の前提からの検討が必要であるということに他ならない。では、クローン技術の目的はどこにあるのだろう。一般的には、家畜の改良と良質な食料生産、そして医薬の開発用の実験動物の生産、希少動物の保護と再生、人間に対しては不妊治療の代替手段として考えられたり、移植用臓器の作成や人の発生過程や寿命に関する研究に利用される可能性があるとされている。このような特徴を持つ技術だが、人間に適用した場合どのようなことが考えられるのだろうか。まず、安全面から疑問が残る。クローン技術は新しい技術だけにその子孫への影響が不明である。また、遺伝子操作によって人間に移植可能な臓器を他の動物に創り出すことも考えられているが、利用した動物の持つウイルスに感染する可能性などが指摘されている。そして、最大の問題は倫理面にある。クローン技術によって生み出された人間は、遺伝情報を提供した人間とほぼ同じ遺伝形質を持つために、生まれ出される人間の容姿や能力など、人間の表に現れる表現形質が予測できてしまう。すると、人間を改良する可能性も生まれるし、同時にクローン技術によって生み出された人間と通常の過程を経て誕生した人間の間に差別が生まれる可能性も否定できない。また、特定目的のためにクローン技術によって生み出された人間は、自己の存在をどのようにとらえたらよいかという問題も提起されるだろう。

　現在では、クローン技術の人間への応用は規制されている。むしろ禁止の方向に向かっているというのが現状だろう。ただ、動物に対するクローン技術の応用は認められる傾向がある。イギリス、ドイツ、フランスなどでは、国内法で人の胚の取り扱いに関する規制を行って、クローン技術の人への適用を禁止している。しかし、人以外の動物に対するクローン技術の応用は容認される方向にある。日本でもクローン技術の規制に関する検討が進められている。2005年春に国連総会は、人間のクローンを禁止する宣言を賛成84、反対34、棄権37の賛成多数で採択した。反対と棄権を足すと71だから、かなりきわどいと言えるだろう。こ

の宣言の内容では、医療目的で進められている ES 細胞研究におけるヒトクローン胚作製も禁止の対象となっているが、一方でこの宣言には法的拘束力がない。また、日本は、加盟国の様々な意見が反映されていないことを理由に反対した。実際、この宣言がそれぞれの国の国内でのクローン胚研究には影響を与えないと明言している国もある。これは、クローン胚研究が一方では最先端科学技術としての価値を持ち、その技術が特許の対象となれば莫大な経済的な価値を持つことを意味している。

日本では、「ヒトに関するクローン技術等の規制に関する法律」が、平成 13 年から施行されている。この法律では、「ヒト又は動物の胚又は生殖細胞を操作する技術のうちクローン技術ほか一定の技術」を「クローン技術等」の名称で呼んでいる。

第一条が目的となっており以下の通りの内容となっている。

「(目的)

第一条　この法律は、ヒト又は動物の胚又は生殖細胞を操作する技術のうちクローン技術ほか一定の技術(以下「クローン技術等」という。)が、その用いられ方のいかんによっては特定の人と同一の遺伝子構造を有する人(以下「人クローン個体」という。)若しくは人と動物のいずれであるかが明らかでない個体(以下「交雑個体」という。)を作り出し、又はこれらに類する個体の人為による生成をもたらすおそれがあり、これにより人の尊厳の保持、人の生命及び身体の安全の確保並びに社会秩序の維持(以下「人の尊厳の保持等」という。)に重大な影響を与える可能性があることにかんがみ、クローン技術等のうちクローン技術又は特定融合・集合技術により作成される胚を人又は動物の胎内に移植することを禁止するとともに、クローン技術等による胚の作成、譲受及び輸入を規制し、その他当該胚の適正な取扱いを確保するための措置を講ずることにより、人クローン個体及び交雑個体の生成の防止並びにこれらに類する個体の人為による生成の規制を図り、もって社会及び国民生活と調和のとれた科学技術の発展を期することを目的とする。」

　この中からキーワードを拾うと、クローン技術によって「人クローン個体」を創り出すことは、「人の尊厳の保持、人の生命及び身体の安全の確保並びに社会秩序の維持」に重大な影響を与える可能性があるため規制を加え、「社会及び国民生活と調和のとれた科学技術の発展」を目指すということになる。言い換えれば、小論文の焦点としては、「人の尊厳の保持、人の生命及び身体の安全の確保並びに社会秩序の維持」と「社会及び国民生活と調和のとれた科学技術の発展」の両面が問われるということである。

★読んでほしい参考図書

　本の出版には流行があり、そのときにホットな話題を出版するという傾向がある。したがって、20 世紀後半からの出版物も含まれるが、当時の問題点を理解する上では一読に値するであろう。もちろん、その後についてはネット・サーフィンなどによって補うことを勧めておく。

・「医の現在」高久史麿編　岩波新書
　　最先端医療を中心に、医師の在り方や、現在の医療の問題点を解説。
・「からだを読む」養老孟司　ちくま新書363
　　人体への見方ががらりと変わってしまう。斬新な見方が提示され、目が開かれる本。
・「体験ルポ　日本の高齢者福祉」　山井和則・斉藤弥生　著　岩波新書

日本の高齢者福祉の実体を報告した本。
・「高齢者医療と福祉」岡本祐三　著　岩波新書
　図表を入れながら、日本の高齢者福祉についてのべている。新ゴールドプランについて
　もふれている。
・「生活習慣病を防ぐ」香川靖雄　著　岩波新書
　生活習慣病の概念と、そこから派生するさまざまな疾病について解説。
・「日本の医療」　池上直己　J.C.キャンベル　著　中公新書
　日本の医療制度の現状を中心に、新しい考え方を示す。
・「医療の倫理」　星野一正　岩波新書
　北米で20年を過ごした著者が医療倫理について情熱を込めて語る。
・「生殖革命と人権」　金城清子　著　中公新書
　生殖技術の現状について解説するとともに、倫理面などの問題点にも言及している。
・「インフォームド・コンセント」　水野肇　著　中公新書
　インフォーム・コンセントの本来の意味について解説。
・「新・免疫の不思議」谷口　克　著　岩波科学ライブラリー　97
　免疫について物語風に話を進めながらもポイントはきちんと説明されている。
・「ウイルスと感染のしくみ」生田　哲　著　日本実業出版社
　近年、あらたな感染症が現れてきている。感染症を理解するための本。

★最後に・・・/ネットサーフィンの勧め/
　ネットサーフィンというと、なんとなく遊びのような雰囲気が伴うが、小論文のために社
会の状況を知るという面では、決して悪いことではない。ただ、インターネットが情報の全
てではないことに注意しよう。つまり図書館で読書することも大切なのである。とはいうも
のの、小論文のためのネットサーフィンということで、信頼性が高いと考えられるウェブを
参考となるように掲載しておいた。もちろん、掲載されたウェブだけでよいというものでも
ない。検索エンジンを利用して、さまざまなwebを見ることで、現代社会の問題点や専門的
な知識にふれてほしいと思う。
※参考ホームページ(以下は2010年1月のものであり、その後ホームページの移動や閉鎖が
ある可能性があることに留意されたい。)

・企業年金連合会　http：//www.pfa.or.jp/
・総務省統計局　http：//www.stat.go.jp/
・社会保険庁　http：//www.sia.go.jp/
・厚生省労働年金局　年金財政ホームページ　http：//www.mhlw.go.jp/topics/nenkin/zaisei/
・社団法人　国民年金協会　http：//www.nenkin.or.jp/
・国立社会保障・人口問題研究所　http：//www.ipss.go.jp/
・日本プライマリ・ケア連合学会　http：//www.primary-care.or.jp/
・(財)生命保険文化センター　http：//www.jili.or.jp/index.html
・科学技術庁　「クローンって何?」
　　http：//www.mext.go.jp/a_menu/shinkou/shisaku/kuroun.htm
・金沢医科大学　/資料(医の倫理)というページがある。ヘルシンキ宣言なども見ることが

出来る。/
　　http：//www.kanazawa-med.ac.jp/information/material.html/
・京都大学　iPS細胞研究センター
　　http：//www.cira.kyoto-u.ac.jp/j/index.html

・文部科学省「ライフサイエンスの広場」
　　http：//www.lifescience.mext.go.jp/bioethics/index.html

・日本遺伝子診療学会
　　http：//www.congre.co.jp/gene/frame/f_guideline.html

・日本ペインクリニック学会
　　http：//www.jspc.gr.jp/

・日本尊厳死協会
　　http：//www.songenshi-kyokai.com/

・国立感染症研究所
　　http：//www.nih.go.jp/niid/index.html

平成 30 年度に見られた試験の傾向

　問題が出そろったところで、今年の出題傾向を見てみよう。今年も例年のようにテーマ型と課題文型が多く出題された。テーマ型とは、課題となる言葉や短文が提示され、受験者がそれをもとに考え、意見を述べるものである。課題文型は、ある程度の長さの文章が提示され、読んだ上で文章の要約をしたり、内容を踏まえて自分の意見を述べたりするものである。テーマ型では、愛知学院大学のように「高齢化社会における歯科の役割について述べなさい」というものや、日大松戸歯科大学のように「食の安全性と企業の責任」について述べるものがあった。課題文型の中には、論説文などの文章を読み、自分の考えを述べるものが出題された。

　テーマ型、課題型のどちらも、医療関係の分野と、それ以外の分野の両方が出題されている。文字数は、400 字、あるいは 600 字程度である。課題型の問題では、東京歯科大学のように、文章を正しい順番に並び替える問題も出された。目指す医師像や、歯科の社会の関係について述べる問題などでは、600 字以内と比較的多い文字数で答えさせる問題が多いことから、日頃から志望理由や、どのような歯科医になりたいかなどを 300 字程度にまとめられるようにしておくとよいだろう。

　医療とは一見関係のないテーマや課題文が取り上げられている場合でも、医師の働き方や、理想の医師像につながるようなすぐれた人物像を答えさせる問題など、実際は医療の現場で必要なことや、医師として心がけたいことなどが問われていることが多い。また、医療関係では、日本で高齢化が進んでいることと、このような社会での医療の役割を問う問題が比較的多い。そのため、日頃から、「働き方改革」や「社会の高齢化」などについて新聞やニュースなどで概要をつかみ、頭に入れておくとよいだろう。さらに、それらの問題に対する自分の意見をまとめておくとよい。時事問題では、その年に話題になったことがらが出題されることもあるので、こまめにニュースをチェックしておくと、そのような出題があっても戸惑わずにすむだろう。

　また、一般的な国語の問題も含めて構成されている場合もある。漢字については、一般常識レベルの読み書きを復習しておくとよい。

　テーマ型の問題では、医療関連の分野からの出題が中心となった。多くが、「歯科医師を目指した動機を述べなさい」（愛知学院大学）といった志望動機や理想とする医師像を述べるもの、「日本では 2025 年に認知症の人が 700 万人になる見込みです。地域社会全体が認知症とどう向き合えばよいか、あなたの考えを書きなさい」（松本歯科大学）というように、高齢化した社会と医療の関わりについて述べるものであった。しかし、「食の安全性と企業の責任について、あなたの考えを述べなさい」（日大松戸歯科大学）のように、医療と直接関係ないように見える出題もあった。しかし、この問題についても、食の安全性を守るべき企業の役割を考えるときに、安全に対する責任について述べることになると考えられる。これは、歯科医師が治療の安全性について考えるときとつながるものであるので、やはり、医療と関連づけて述べるのが望ましい。

　また、鶴見大学の試験では、示されたインターネットに関わるグラフを読み取った上で、「インターネットの功罪について」自分の意見を述べるという内容が出題された。グラフや図表を使った出題は今後も増える可能性があるので、一般的な読み取り方も確認しておくとよいだろう。

　医療に関する問題としては、ほかに、「歯科と健康との関連を述べなさい」（愛知学院大学）、「人生 100 年時代の社会における歯科医療の役割について論じなさい」（日大松戸歯科）、「現在のあなたにとっての理想の歯科医師とはどういうものか」（東京歯科大学）、「超高齢社会

における歯科医療の担うべき役割について」（東京歯科大学）などがある。先に紹介したものとあわせても、高齢化した社会で歯科が果たせる役割を問うものが多い。そのため、現在の日本ではどのように高齢化が進んでいるか、高齢者の「健康寿命」を延ばすためにはどのような取り組みができるか、地域社会はどのようにして高齢化に対応していくのかなどを、インターネットの厚生労働省のサイトなどで確認しておくとよい。また、これらのような情報を得ておくと、理想の医師像を述べる場合でも、より現在の状況に合った理想像を描くことができる。これは小論文の試験だけでなく、面接試験でも役に立つものなので、積極的に取り組んで欲しい。

そのほかにも、過去には絵画の資料を見て感想を述べるものなどもあった。今後も出題の可能性があるので、志望校の過去問にそのような問題があれば、必ず解いておくようにする。また、大学の建学の精神に関わる出題も過去にはあったので、志望校のホームページなどで、理念やポリシーを見て、覚えておくのが望ましい。これらの理念やポリシーは、自分とその大学の相性を知るためにも役立つので、一度確認しておいてほしい。

今年度の問題の例として、愛知学院大学の問題を以下に再掲する。
・愛知学院大学中期日程　平成30年度（600字）
　　　　　　　　　高齢化社会における歯科の役割について述べなさい。

このように、高齢化と歯科の役割を問う問題が多い。というのも、歯科で口腔ケアを行うことで虫歯だけでなく誤嚥性肺炎の予防になると言われているからである。また、会話や食事などを楽しむことで、QOL（生活の質）をより高く保てるのである。地域の歯科医院は、その通いやすさから、口腔ケアを行う中心的な場となる可能性は高い。今後も、高齢者の増加と健康寿命、口腔ケアの関係を問う問題が出されると思われるので、日本の現状や、健康寿命がどのくらいか（平均寿命との差はどれくらいかも見ておくとよい）、口腔ケアの主なものには何があるのか、といったことを調べ、まとめておくとよい。また、理想の医師像を述べる問題では、高齢化の問題をおさえつつ、患者や同僚とどのように関わり、医療に携わってくかなどをおさえて述べると、より具体的な医師像となると考えられる。仕事を通じて得られるものについて考えておくのもよいだろう。例えば、患者のよりよい生活づくりに関われることや、治療を通じて地域に貢献する喜びなどが挙げられる。

課題文型の問題では、500字から1000字程度の文章が示され、その内容を踏まえた感想や自分の意見を論じたりする問題が出題された。解答は、600字程度で答えるものが多い。
課題文型の問題の場合は、文章の内容を把握し、文章の主題や、筆者の主張を読み取る必要がある。主題や筆者の主張は、冒頭や末尾で述べられたりすることが多い。とくに、今年度の出題では、末尾に結論や主張が述べられていた。
長文の読解の場合、課題文を読むのにあまり時間をかけると、解答作成の時間が十分ではなくなる。そのため、速読の練習をしておくのが望ましい。出題されるのは論説文が多いので、新聞の社説などを読み、内容を把握する力を培っておくのが有効である。もし、志望校で毎年、課題文型の出題がある場合には、過去問を解くと同時に、どのような文章が取り上げられることが多いのか見ておくとよいだろう。
また、昨年度は空欄補充を伴う問題が出された大学もある。この場合も、高齢化に関する内容であったので、社会の高齢化と口腔ケアの必要性を理解しておくと役に立つ。

課題文型の今年度の問題の例として、福岡歯科大学の問題を以下に再掲する。働き方に関する1000字程度の文章を読んで、受験者の考えを述べるものである。

・福岡歯科大学（一般入試 B 日程）　平成 30 年度
　　　　〈※課題文省略（城山三郎「少しだけ無理をして生きる」より抜粋
　　　　内容は、無理をしすぎるときちんとした仕事ができない、すこしだ
　　　　け無理をするのがよい、といったもの。〉
　　　　次の文章を読んで、体験や実例をふまえて、あなたの考えを 600 字
　　　　以内で述べなさい。

　課題文では、ひどい無理をして余裕のない作家と、すこし無理をしてよい作品を書く作家
のことが紹介されている。現在、日本では「働き方改革」が注目されており、今年度は医療
系の大学でも、働き方に関する出題も見られた。この課題文からわかることは、自分のこと
を人間として大切にしながら働く姿勢が重要だということである。このように、歯科医師と
してのあり方に関わる問題でもある。もちろん、自分を大切にするということは、相手も人
間として尊重するということである。医療現場では、技術やもちろん、患者や同僚との人間
関係なども重要である。これらに関わる問題（場面ごとにおける相手のとの関わり方）など
が問われたこともあるので、歯科医師としてコミュニケーション能力が必要であることもお
さえておこう。
　また、過去にはメタボリックシンドロームと生活習慣病の関係や、生活習慣病になること
のリスクが問われたこともあったので、高齢化とともに生活習慣病などについても、普段か
ら情報を集めておくことが重要である。また、高齢化にともない構築が急がれる「地域包括
ケアシステム」についても、厚生労働省のホームページなどで確認しておくとよいだろう。

　日本社会の現状を考えると、高齢者になったときによりよい日常生活を送るために必要な
口腔ケアなど、歯科医師が社会において担う役割は大きい。また、試験対策だけでなく、実
際に歯科医師となった場合は、医療現場で超高齢社会を実感することになるだろう。その場
合、役に立つ知識であるので、後々まで有用だと考えられる。
　以上に出題の傾向を示したが、小論文の出題では現在の日本社会の状況を分析したり、歯
科医師としてどうありたいか考えたりと、将来につながる内容が多くなっている。そのこと
を念頭に置いて、将来、歯科医師となった自分がどのような社会で仕事をしているか、何が
必要とされているか、どういった医師であるべきかも含めて考えて、医療人としての道を進
むべく、勉強を続けていってほしい。

目　次

		問題	解答
平成30年度	日 本 大 学	1	6
	日 本 大 学 松 戸	2	8
	松 本 歯 科 大 学	3	9
	愛 知 学 院 大 学	4	10
	福 岡 歯 科 大 学	5	12
平成29年度	東 京 歯 科 大 学	1	11
	日 本 大 学	2	13
	日 本 大 学 松 戸	4	14
	鶴 見 大 学	6	15
	愛 知 学 院 大 学	8	17
	大 阪 歯 科 大 学	9	19

目　次

		問題	解答
平成28年度	東京歯科大学	1	10
	日本大学	2	11
	日本大学松戸	4	12
	明海大学	5	13
	鶴見大学	6	14
	愛知学院大学	7	15
	大阪歯科大学	8	17
平成27年度	東京歯科大学	1	7
	日本大学	2	8
	日本大学松戸	3	9
	鶴見大学	4	10
	愛知学院大学	5	11
	福岡歯科大学	6	12

目　次

		問題	解答

平成26年度

	問題	解答
東京歯科大学	1	7
日本大学	2	8
日本大学松戸	3	10
鶴見大学	4	11
愛知学院大学	5	12
大阪歯科大学	6	13

平成25年度

	問題	解答
日本大学	1	9
日本大学松戸	2	10
東京歯科大学	3	11
明海大学	4	12
鶴見大学	6	13
愛知学院大学	7	14
大阪歯科大学	8	15

目　次

		問題	解答

平成24年度

日　本　大　学 ・・・・・・・・・・・・・・・・・・・・・・・・ 1 ・・・・・・・・・ 12

日 本 大 学 松 戸 ・・・・・・・・・・・・・・・・・・・・・・・・ 3 ・・・・・・・・・ 13

松 本 歯 科 大 学 ・・・・・・・・・・・・・・・・・・・・・・・・ 4 ・・・・・・・・・ 14

大 阪 歯 科 大 学 ・・・・・・・・・・・・・・・・・・・・・・・・ 6 ・・・・・・・・・ 15

鶴　見　大　学 ・・・・・・・・・・・・・・・・・・・・・・・・ 8 ・・・・・・・・・ 17

愛 知 学 院 大 学 ・・・・・・・・・・・・・・・・・・・・・・・・ 10 ・・・・・・・・・ 19

平成23年度

日　本　大　学 ・・・・・・・・・・・・・・・・・・・・・・・・ 1 ・・・・・・・・・ 11

日 本 大 学 松 戸 ・・・・・・・・・・・・・・・・・・・・・・・・ 3 ・・・・・・・・・ 13

松 本 歯 科 大 学 ・・・・・・・・・・・・・・・・・・・・・・・・ 5 ・・・・・・・・・ 16

大 阪 歯 科 大 学 ・・・・・・・・・・・・・・・・・・・・・・・・ 6 ・・・・・・・・・ 22

鶴　見　大　学 ・・・・・・・・・・・・・・・・・・・・・・・・ 7 ・・・・・・・・・ 24

奥　羽　大　学 ・・・・・・・・・・・・・・・・・・・・・・・・ 10 ・・・・・・・・・ 28

目　次

		問題	解答
平成22年度	日　本　大　学	1	10
	日 本 大 学 松 戸	3	11
	鶴　見　大　学	5	13
	松 本 歯 科 大 学	7	15
	愛 知 学 院 大 学	8	19
	大 阪 歯 科 大 学	9	22
平成21年度	日　本　大　学	1	10
	日 本 大 学 松 戸	3	11
	鶴　見　大　学	5	13
	松 本 歯 科 大 学	7	15
	愛 知 学 院 大 学	8	19
	大 阪 歯 科 大 学	9	22

平成30年度

問　題　と　解　答

日本大学

問題

30年度

平成30年度入学試験

小　論　文

【注意】
1．解答時間は60分間である。
2．課題用紙および解答用紙は，試験終了後回収する。

　超高齢社会に突入しているわが国では，地域包括ケアシステムという保健医療の新たな構築が進んでいます。このシステムは，高齢者が重度な要介護状態となっても住み慣れた地域で自分らしい暮らしを人生の最後まで続けることができるよう，医療・介護・予防・住まい・生活支援の包括的な確保を目指したものです。
　これからの歯科医療の方向性について，あなたの考えを述べなさい。
（横書き600字以内）

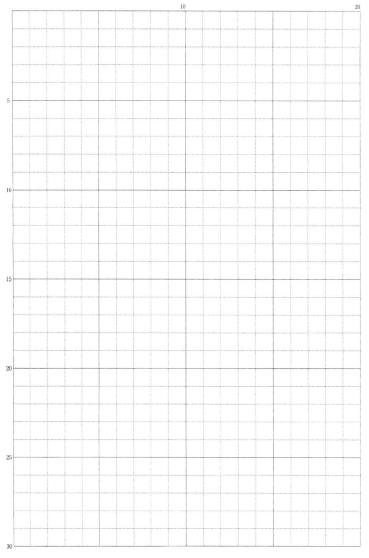

日本大学松戸歯学部 問題

問題　30年度

平成 30 年度入学試験　小　論　文

受　験 番　号	氏 名	

※_____　　　　　　　　　　※_____

※印の欄には何も記入しないこと。

※_____

人生 100 年時代の社会における歯科医療の役割について論じなさい。

（横書き，300字以上 400字以内）

評 点	※

(20×20)

松本歯科大学

問題

30年度

日本では 2025 年に認知症の人が 700 万人になる見込みです。地域社会全体が認知症とどう向き合えばよいか、あなたの考えを書きなさい。

愛知学院大学

問題 30年度

《歯学部》前期試験A 2018.2.3

（次のテーマについて600字以内で記述しなさい。）

※講評の欄には記入しないでください

歯 学 部　歯 学 科　受験番号　氏 名

論題　歯科と健康との関連を述べなさい。

※講評

評価

福岡歯科大学

問題

平成３０年度
一般入学試験Ａ日程
小論文課題

30年度

〔設問〕

　次の文章を読んで、すぐれた人間を育てることについてのあなたの考えを 600 字以内で述べなさい。

　産業革命に成功したイギリスは富める国になり、富裕な中産階級ができた。それはいいが、こどもの教育がうまくいかない。すぐれた人間が育たないのである。

　それに対して、抜本的な新しい教育を考えたのである。

中　略

　十歳を少し超えたこどもを家庭からひき離して共同生活をさせる。規律は厳しく、こどもは家庭では考えられないような生活をする。

　中等学校であるが、学業だけを教えたのではない。勉強と同じくらいスポーツをさせたのである。一月に何度もグラウンドに出て汗を流す。いくら勉強がよくできても、スポーツの劣るものは、評価されない。"文武両道"とは少しちがって、文武が一体になっていた。おそらく、ギリシャ以来、考えられたことのない教育であったと言ってよい。

　こどもの多くが豊かな家庭の出である。うちにいれば、ぜいたくと思わないでぜいたくな生活をするであろう。パブリック・スクールは、それを許さない。小遣いを制限するから育ちざかりのこどもたちは、空腹をいやというほど味わう。それが知らず知らずのうちにハングリー精神を培ったようである。

　卒業後何十年もした同窓会で、大物になった OB が、

「イートン^{注)} の芝の根はうまかった」

といった話に興ずる。小遣いのなくなった生徒が、校庭の芝の根をしゃぶったのである。うちで育ったら考えられないことである。

【外山滋比古「失敗を活かせば人生はうまくいく」より抜粋】

注）イギリスのパブリック・スクールの一つ

日本大学 歯学部

解　答

30年度

出題者のネライ

受験生の理解力、論理の展開力を見る。

書き方のポイント

日本の人口における 65 歳以上の高齢者の割合は 2 割を超え、高齢化が進んでいる。特に、団塊の世代が 75 歳以上になるとされる 2025 年に向けて、高齢者に対する医療や介護などを充実させなければならない。

高齢者の中には、最期まで自分の住んでいる家や地域で過ごすことを望む人も少なくなく、地域包括ケアシステムが必要とされる場面も増えてくる。

地域包括ケアシステムとは、高齢者のニーズや地域が抱える課題などを越えて、高齢者に必要な支援やサービスを提供する体制のことである。そのためには、介護サービスの充実や、医療と介護の連携、高齢者向けの住宅や生活支援の充実が求められる。地域によって高齢化や高齢者人口の割合などに差があるため、地域ごとの特性に応じてつくり上げていくことが重要なシステムである。

つまり、都市部と町村部など、同じシステムで一律の体制とすることができないものなのだが、地域に密着した医療者の果たす役割はどこにあっても同様に大きいものだと考えられる。例えば、地域に根ざした医療者の場合は、同じ人を若いときから高齢になるまで継続して診ることが比較的多いだろう。そのため、患者一人一人と医療者とのつながりも濃いものになり、患者からの信頼も厚くなる。安心感があれば検診に通う頻度や回数も増え、それが高齢者の健康や QOL（生活の質）向上につながる可能性がある。

歯科医療で考えると、例えば、若いときから口腔ケアを続けることで、高齢になっても自分の歯で食べたり、明瞭な発音で会話ができたりする期間を延ばすことにもつながると考えられる。また、終末期であっても、経口摂取は栄養を摂る役割のみならず、意識を明瞭に保ったり、好物を食べることで食事を楽しめたりと、豊かな生活を送るために必要なものであり、最期までよりよい生き方をするのに欠かせないとも言える。

ほかにも、日頃から患者を診ている医療者だからこそ、ちょっとした身体の異変に気づき、大病を避けるきっかけにもなり得るだろう。こういったことを踏まえた上で解答を作成するとよい。

模範解答例

現在の日本は「超高齢社会」である。今後も超高齢社会は進むと予想されており、特に、2025 年には団塊の世代が 75 歳以上となるため、それまでに地域包括ケアシステムの構築ができるよう対策が進められているのが現状である。このような状況にあって、地域の歯科医院は、地域医療の現場として役に立つことができると思う。なぜならば、地域の歯科医院は総合病院よりも患者さんとのつながりが深いからだ。口腔内の健康は高齢者の QOL を向上させると考えられる上に、経口での栄養摂取は意識を明瞭に保つのに役立つと言われており、人間が最期までよりよい生き方をするために欠かせないものとも言える。そのような重要な役割を担う歯科医院だが、地域の歯科医院では同じ人を長いあいだ診続けることが多く、信頼関係から、歯科検診に通い続ける患者さんも多いだろう。それが結果として人びとの健康

につながるのである。また、定期的な歯科検診を行うために施設に派遣されたり、訪問型のサービスを行ったりするのも、大型機器を必要とするような他の医療者より身軽だろう。今後の超高齢社会において、歯科医院まで来られない患者さんの元を訪れて検診をすることは、医療者が優先して行っていくべきことだと思う。また、他の病院とのつながりを強化すれば、口腔内だけでなく、患者の健康を守る連携が取れるかもしれない。地域に密着した医療として、できることが多いのが歯科医療であると私は思う。(597字)

日本大学 松戸歯学部
解　答

30年度

｜出題者のネライ｜

受験生の歯科医療に対する考えや、論理の展開力を見る。

｜書き方のポイント｜

現在の日本は平均寿命が男女とも80歳台となっており、100歳を超える人もめずらしくない。まさに「人生100年」の時代である。しかし、高齢化が進んだ社会では、平均寿命の延びに対して、健康寿命（介護や医療に頼ることなく、行動に制限のない自立した日常生活が行える期間）の延びが小さいということが指摘されている。その現状については、さまざまな文書で言及されており、小論文や面接でのテーマとして取り上げられることも多いので、ニュースなどで日々情報を取り入れることが重要である。

さて、話は戻って、「人生100年時代」と言われる現代では、生きている間を健康に自立して過ごす期間を延ばすことが重要である。いくら100年生きたとしても、例えばその中の20年が寝たきりの生活では、決して幸せな人生を享受できているとは言えないからだ。平均寿命が延びた現在、今後は健康寿命を延ばすような医療が求められることがわかるであろう。

このような現状を踏まえ、高齢者の健康寿命を延ばすために、歯科医療ができることを考えてみよう。一般的な虫歯の治療や入れ歯などの器具の提供・改良などのほか、口腔ケアが重要な役割であろう。口腔ケアには、うがいや歯磨きなど自分で行えるものから、自分ではケアしづらい口腔内の部分のケアなどがある。これらのケアをすることで虫歯や誤嚥性肺炎、口内や全身に関わる病気を予防することができる。また、高齢者だけでなく若いうちから定期的に歯科医院に通って口腔ケアを習慣化することで、生涯を通じて食べたいものが食べられるだけでなく、人との会話を楽しむのにも役立ち、結果的に高齢者の心と体の健康につながると言える。

このように、歯科医療は現在延びが小さいと言われている健康寿命を延ばすために役立てられることをおさえておく。

この問題では、まず、社会全体の高齢化が進んでいるものの健康寿命の延びが小さいという現状をふまえ、健康寿命を延ばすために口腔ケアが役立つものであることと、今後、より力を入れていくべきものであることを述べると解答を作成しやすい。

｜模 範 解 答 例｜

現在の日本は、人口の30％程度の人が65歳以上の高齢者であり、今後も高齢者の割合は増えるとされている。また、平均寿命も延びており、男女とも80歳を越えている。つまり、「人生100年時代」が間近に迫っていると考えられる。一方で、日常生活が制限なく行えるという健康寿命は、男女とも70代前半となっており、平均寿命の年齢との間に開きがある。この先、より平均寿命が延び、健康寿命の延びが鈍ければ、日常生活で不自由な思いをしながら過ごす高齢者が増えることになる。そのため、高齢者の健康寿命を延ばす医療が必要であり、口腔ケアなどの歯科医療が重要だと考えられる。口腔ケアを行うことで、虫歯や誤嚥性肺炎の予防となるだけでなく、全身に関わる病気の予防にもつながる。また、高齢になってもより多くの人が日常生活に制限がなく暮らせるようになり、高齢者自身の幸せにつなげていく役割を担うことができると思う。(384字)

松本歯科大学

解　答

30年度

出題者のネライ

受験生の理解力、論理の展開力を見る。

書き方のポイント

すでに「超高齢社会」の日本だが、問題文にある2025年には団塊の世代が75歳以上を迎え、より高齢者の人口が増えると予想されており、認知症患者の増加も考えられている。

認知症には、アルツハイマー型や脳血管性認知症、レビー小体型認知症などがある。症状としては、時間や場所を正しく認識できなくなったり、行動の目的がわからなくなったりといったことがあり、認知症の症状が原因で日常での失敗が増えることもあるため、患者は辛い気持ちを味わうことも多い。残念ながら完治の特効薬は見つかっていないが、治療法の例としては、アルツハイマー型認知症の場合、薬を用いて進行を遅くする方法などがある。家族はもちろん、ひとり暮らしの高齢者が多い地域などは特に、普段から地域の人同士の交流があれば、認知症の症状に早めに気づき、対応できることも少なくないだろう。

アルツハイマー型の中度になると、暴力や徘徊などの行動も起きる。そのような段階になると、家庭内での対応だけでなく、近所の人たちの手を借りる場面も出てくるだろう。その時に、お互いに理解し、助け合うことが重要である。

認知症患者の尊厳を損なうことなく暮らしていけるようにするには、地域で認知症に対する治療や介護を適切に受けられるようにするほか、地域の人が認知症の症状や認知症患者への対応を学んだり、介護者同士の意見交換や交流ができる場を設けたりと、認知症に理解を示し、患者もその家族もが住みよい地域にすることが必要だと考えられる。地域の人はもちろん、長年に渡って一人の人を診療し続けることが多い地域の医院なども、支援の相談窓口などの連絡先を把握しておく必要があるだろう。今後、認知症の患者や家族がよりよい生活を送るためにも、地域全体で患者を支える体制や気持ちが大切であることをおさえておこう。

模範解答例

現在すでに日本は、65歳以上の高齢者の人口における割合が20％を超えている、高齢化が進んだ社会である。また、2025年には団塊の世代とよばれる人々が75歳以上となり、認知症になる人の数も増えると考えられる。そのため、認知症患者が適切な医療や介護を受けることができる体制を確立することが求められる。また、認知症は、早期に発見することで進行を食い止められる場合があるため、家族やかかりつけ医など、普段から高齢者とかかわっている人たちが、早めに症状に気づくことが重要である。そのためにも、地域の人は積極的に高齢者と会話をしたり、行動を共にしたりするなどして、よりつながっていくことが役に立つと考える。一方、認知症となった場合に、地域で安心して暮らせるようにする取り組みも重要である。そのためには、地域で働く人や、地域に住む人が認知症について知識を持ち、その症状や対応を学ぶことが望ましい。どのような症状があるかわかれば、認知症患者とかかわる人たちも、患者の言動の理由を理解できるし、患者の尊厳や自尊心を傷つけずに対応する方法を知っていれば、より円滑なコミュニケーションがとれるようになるはずである。また、認知症の症状が進むと、家族だけでの介護は難しくなるので、早期から家族が気軽に支援を受けられるようにすることや、介護者へのケアも求められる。このような対策をとり、地域全体で見守るようにするのがよいと私は考える。（597字）

愛知学院大学

解　答

30年度

前期試験A

出題者のネライ

受験生の歯科医療に対する考えや、論理の展開力を見る。

書き方のポイント

医療と健康の関係を述べる問題については、現在の日本の人口がどのような状況にあるかを知っておくと役に立つ。例えば、日本は 2007 年以降、65 歳以上の高齢者が 21％を超えた「超高齢社会」となっている。日本の人口の現状については、白書などで説明されているので確認しておくとよいだろう。今回のテーマのように、今後の社会で求められる医療がどのようなものかについては、志望動機や、理想の歯科医師像などと共に、小論文や面接などで問われることが多い問題だと言える。

この問いに答えるためには、現在の日本がどのような状況にあるかをおさえておく必要がある。高齢者とは 65 歳以上の人を言うが、高齢者の割合が 21％を超えると「超高齢社会」と呼ばれるようになり、日本は 2007 年以降、超高齢社会である。また、平均寿命も男女とも 80 歳を越えており、今後はもっと長生きする人が増えると考えられている。一方で、生活に制限なく過ごせる期間をあらわす健康寿命は、男女とも 70 代であり、平均寿命の延びに対して、健康寿命の延びは小さい。

今後、人口における高齢者の割合がより増えていくと考えられる日本では、健康寿命を延ばすのに役立つような医療が必要であると言えるだろう。

歯科医療では口腔ケアが虫歯や誤嚥性肺炎の予防となるとされており、口腔ケアをすることで人生のより長い期間、自分の歯を使って食事ができたり、人との会話を楽しめたりすると考えられる。したがって、口腔ケアは、健康寿命を延ばすのに役立つと言える。口腔ケアについては、日々インターネットや新聞などで積極的に情報を集めておくと、これらの問題の解答作成に役立つ。

模範解答例

現在の日本は、65 歳以上の高齢者が 21％以上を占める超高齢社会である。また、平均寿命も年々延びており、男女とも 80 歳を越えている。一方で、生活に制限なく過ごせる期間とされる健康寿命はどちらも 70 代であり、平均寿命と開きがある。今後は、高齢者の健康を保つ医療を重視することで、より健康な状態で過ごせる高齢者を増やしていく必要がある。そのために歯科医療ができることの最も重要なものは、口腔ケアである。口腔ケアは、単に虫歯や誤嚥性肺炎の予防となるだけでなく、より多く自分の歯を保つのに役立つ。より多くの歯があれば、高齢者が自分の好きな物を自分の歯で食べられる機会が増えるであろうし、そういった食事に対する楽しみも増すと考えられる。また、口腔内が健康であることで、人と会話をする楽しみも増えるであろう。これらの点を考えると、口腔ケアは体だけでなく心の健康を保つのに役立ち、日本の健康寿命を延ばすだけでなく高齢者の QOL をより高く保つものであると言える。しかし、歯科医院というと、虫歯の治療などで痛い思いをし、敬遠

する患者もいるであろう。そのため、歯科医院側も、口腔ケアの必要性を説明し、来院しやすいようにする必要がある。歯科医師として、新しい歯科医療の技術や知識を手に入れることも重要だが、高齢になってからも健康を保てるように、なるべく多くの人に定期的に来院してもらう努力も、健康寿命を延ばすのに必要なことである。(597字)

福岡歯科大学

解　答

30年度

A日程

出題者のネライ

受験生の読解力、論理の展開力を見る。

書き方のポイント

この文章では、イギリスの裕福な中産階級の教育について述べている。この文章から、すぐれた人間の教育に必要なことを読み取るという問題だが、もちろん、歯学部の小論文である以上、医療人や歯科医療にからめて文章を書く必要がある。

まず、「(中略)」までの内容を見てみよう。産業革命によって生まれた中産階級で、すぐれた人間が育たないという問題があった。そこで新しい教育ができたというのである。

「(中略)」以降には、それがどのような教育であったかが紹介されている。それは、こどもを厳しい規律の中で共同生活させ、勉強と同時にスポーツもさせる、「文武が一体」である教育である。このような学校生活の中で、もともと裕福な家庭で過ごしていたこどもたちは、空腹を知り、芝の根をしゃぶらざるを得ないほど腹が減るという、これまで味わったことのない経験をすることになる。それらの経験から、ハングリー精神を持つようになる、というのだ。

この文章から読み取れるのは、規律の厳しさや空腹を味わうといった、こどもにとって辛い体験から、その後の成長につながる精神が育つという内容だ。ここで話題となっている学校に通うのが裕福な家のこどもであることから、豊かで余裕があるだけでは優秀な人材が育たないということもおさえておく。キーワードとなっている「ハングリー精神」とは、達成への強い渇望を持って、置かれている状況を打破しようとする精神のこと。このような精神が、苦難を乗り越え、大業を成し遂げる助けにもなることを踏まえて解答を作成する。

模範解答例

私はこの文章を読んで、パブリック・スクールのような学校ができたのは、心と体を鍛え、辛い思いをはね返すことができる人物を育てるためであったのだと感じた。たしかに裕福な家庭で生活をしていると、空腹や、自分の思いどおりにならないときの辛い気持ちを味わうことが少ないかも知れない。苦難を味わうことなく大人になれば、仕事や生活の上で問題が発生したときや厳しい状況に陥ったとき、問題を解決したり、生き延びたりするのに必要な力が発揮できないおそれがある。偉人伝を読むとわかるのだが、すぐれた人物とは、成功体験ばかりをしているのではなく、失敗も経験し、それをばねに成長を続けてなるものだと思う。そのような成長を続けるためには、精神と共に肉体も強く保ち、試練に打ち勝つ力をつけることが重要だ。私は高校で野球部に所属しており、レギュラーになれないときは、自主的にグラウンドで走り込みをするなど、自分の体を鍛えた。そのとき培った精神力や体力は、レギュラーになってからも、また、部活動を引退して受験勉強に集中するようになってからも役立っている。この力は、今後私が困難な状況に陥ったときや、苦しいときにも役立つだろう。歯科医師になるにも当然、勉強や技術の習得などに励む必要があるが、たとえ苦手な分野があったとしても、この精神力と体力で乗り越えていけると信じているし、私自身、すぐれた歯科医師になりたいと渇望している。(595字)

平成29年度

平成29年度

問　題　と　解　答

東京歯科大学　問題　(1)

東京歯科大学

問題　29年度

（平成 29 年度　Ⅰ期）

受験番号	一般（Ⅰ期）	センター（Ⅰ期）	氏名	

注）一般（Ⅰ期）、センター（Ⅰ期）　併願者はそれぞれの受験番号欄に番号を記入すること。

小 論 文 問 題

1．（ア）〜（オ）の文章を並びかえ、つながりの良い文章にしなさい。

（著作権保護のため、問題文を省略しています。）

2．下線のカタカナにあてはまる漢字を解答欄に書きなさい。

(A) 家族同ハン　　　(B) 模ハン演技　　　(C) チュウ象画　　　(D) チュウ車場
(E) 金カイの発掘　　(F) 後カイ先に立たず　(G) 国民の英ユウ　　(H) ユウ拐事件
(I) 有シュウの美を飾る　(J) 優シュウな成績

3．下線部のカタカナにはあてはまる漢字を、漢字には読みをカタカナで書きなさい。

(ア) メンボクを保つ　　(イ) 公園をサンサクする　　　(ウ) マトハズれな質問
(エ) 特使をハケンする　(オ) コンクリートをカンツウする　(カ) 内容が凝縮されている
(キ) 危険を顧みない　　(ク) 健康のために摂生する　　(ケ) 一刻の猶予もできない
(コ) 功徳を積む

4．「小型無人飛行機ドローンの有用性」について考えることを、「小論文解答（2）」に
400 字以内で自由に書きなさい。

日本大学

問題　小論文

29年度

受験番号		氏名	

評点			

評点			

　メタボリックシンドローム（メタボ）は，内臓脂肪型肥満を基盤[*1]として，高血圧，脂質異常[*2]，高血糖のうち２つ以上の症状がでている状態をいう。近年の国民健康・栄養調査結果によると，40歳以上の男性の約50％，女性の約20％がメタボあるいはその予備群と報告されている。メタボそのものは病気ではなく，健康診断での要観察に近い状態である。しかし，メタボの状態を放置しておくと，糖尿病や動脈硬化，それに伴う虚血性心疾患[*3]や脳血管疾患[*4]など血管に関わるさまざまな生活習慣病に進行するリスクが高くなる。我が国では国民医療費の約30％，死因別死亡率の約60％を生活習慣病が占めている。このような現状を踏まえて，厚生労働省は40〜74歳の男女に対して特定健康診査すなわちメタボ健診を義務づけ，メタボあるいはその予備群と判定された者には特定保健指導が実施されている。

*1：男性の腹囲が85cm，女性の腹囲が90cmを上回った場合。

*2：血中の中性脂肪が基準値を上回った場合あるいはHDL（善玉）コレステロールが基準値を下回った場合。

*3：心臓の冠動脈が詰まったり狭くなることにより心筋への血流が阻害され，心臓に障害が起こる疾患（心筋梗塞，狭心症）。

*4：脳の血管が障害を受けることにより起こる疾患（脳出血，脳梗塞）。

問１　厚生労働省が40〜74歳の男女に対して特定健康診査・特定保健指導の実施を義務づけた理由を記しなさい（360字以内）。

問2　メタボにならないためには，普段からどのようなことに気を配る必要があるか。具体的に記しなさい（240字以内）。

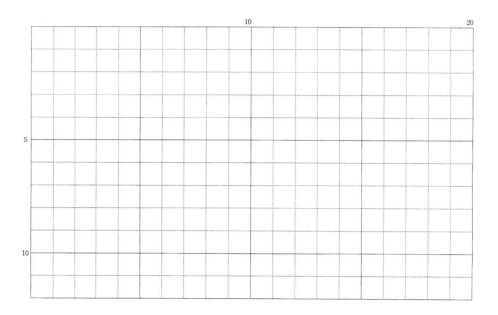

日本大学松戸歯学部
問題
29年度

平成29年度入学試験　小　論　文

受験番号	氏名	

※＿＿＿＿＿　　　　　　　　　　　　　　　※＿＿＿＿＿

※印の欄には何も記入しないこと。

※＿＿＿＿＿

チームワークとはどのようなことかあなたの体験も交えて述べなさい。

（横書き，300字以上400字以内）

下 書 き 用 紙

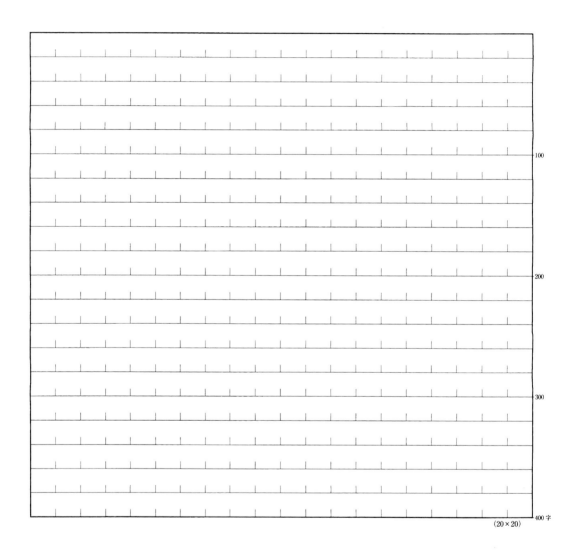

鶴見大学

問題

29年度

　次の文章は、わが国現代社会の問題に関するものである。これを読んで、空欄A～Cに入れるのに最も適当な言葉をそれぞれの空欄ごとに選び、**○を付けなさい**。また、この文章を読んで、今後の医療または歯科医療のあるべき姿について、自分の意見を **600字以内** で述べなさい。

　第2次大戦後（1947～49年）の第一次ベビーブームで生まれた（　　A　　）が2025年に75歳以上となる。これにより全人口の2割弱にあたる約2200万人が75歳以上という（　　B　　）が到来する。非常に人数が多い（　　A　　）がさまざまな社会保障サービスを受ける側に回ることから、これまでの社会保障体制が持続できるかどうかや、社会保障サービスの担い手不足の問題が強く懸念され、現在（　　C　　）問題として活発に議論されている。

空欄A

　昭和一桁世代　　　団塊の世代　　　バブル世代　　　ゆとり世代

空欄B

　格差社会　　　循環型社会　　　情報化社会　　　超高齢社会

空欄C

　2018年問題　　　2025年問題　　　環境問題　　　時事問題

小論文用紙

受験番号		氏名	

B4（25×24）

愛知学院大学

問題　　29年度

《歯学部》前期試験Ａ
（次のテーマについて８００字以内で記述しなさい。）
※講評の欄には記入しないでください

2017.2.2

歯学部　歯学科　受験番号　氏名

問題・論述

「社会が求める医療」について、あなたの考えを述べなさい。

※講評

評価

大阪歯科大学

問題

29年度

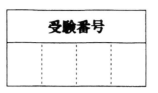

平成29年度 歯学部 一般入学試験（前期日程）

〔小論文テーマ〕：時間40分：400字以内にまとめなさい。

あなたは、どんな歯科医師になりたいですか。以下の場合ごとに分けて述べなさい。

　　a．患者さんにとって
　　b．あなた自身の人生にとって
　　c．現社会にとって
　　d．国（日本または他の1国）にとって

小 論 文

受験番号

注意事項　1．各自の受験番号を記入すること。
　　　　　2．与えられた文章について 400字以内にまとめること。
　　　　　3．楷書で丁寧に書くこと。

（100字）

（200字）

（300字）

（400字）

東京歯科大学

解　答

29年度

Ⅰ期試験

出題者のネライ

文章の構成力、テーマの設定力を見る。

書き方のポイント

理想とする医師像や社会に求められる医師像以外にも、時事問題が出題されることがある。これらの問題に対応するためには、日頃からニュースを確認して、時事問題の内容を理解し、自分の考えをまとめておくとよい。

昨今、活用方法についても、問題点についてもよく目にするのが小型無人飛行機ドローンのニュースである。問題としては、立ち入ってはいけないところにドローンが飛来、あるいは墜落して建物に被害を与えるなどのニュースが挙げられる。また、活用法としては、農薬を散布したり、人間が立ち入ることができない場所の調査を行ったりする例が考えられる。

ドローンについては、賛否両論ある。そのメリット、デメリットをまとめてみよう。

メリットについては、先に述べたように、たとえば有害物質があるなどして人間が立ち入ることができない場所に飛ばすことで、そこの様子をドローンに搭載したカメラなどで撮影することができることや、離着陸に広いスペースを必要としないこと、対象に接近して撮影できること、ヘリコプターなどの有人のものに比べてコストが安いこと、持ち運びができる手軽さなどが挙げられる。

デメリットについては、長時間の飛行が難しいことや、風などにあおられやすいことなどが挙げられるほか、先に述べたように、本来ならば立ち入ってはならないところに、上空から勝手に入り込むことができるという問題が挙げられる。実際に、2015年には、首相官邸屋上にドローンが墜落するという事件があった。ドローンは、使いようによっては悪用できるものであることを知っておく必要がある。

技術的な面ではなく、使用意図に関するデメリットについては、ドローンを扱う一人一人が、使ってよい場面と悪い場面を把握する必要がある。有用性を考えるときには、できることばかりではなく、技術的なデメリット、使用意図に関する問題なども考え合わせた上で判断する必要がある。

解答作成においては、ドローンのメリットとデメリットを挙げた上で、その有用性とデメリットの解決方法について述べるのがよいだろう。

模範解答例

小型無人飛行機ドローンは、人が立ち入りにくい場所の調査を行ったり、交通の状況によらず、上空から農薬を散布することができたりする点で有用である。しかし、長時間飛ぶことが難しかったり、使用者によっては立ち入ってはならない場所に飛ばしたりといった問題がある。確かに小型で持ち運びやすく、離着陸に大きなスペースを必要としないことから、緊急に届けなければならない荷物を届けることができるなどの利用法も考えられるが、同時に、立ち入り禁止の場所にドローンを飛ばすなど、不適切な使用を避けるため、使用者の登

録制や、講習を受けて一定の技術を身につけてから使用できるようにする必要がある。また、航空法などドローンに関する法律の周知を徹底することも重要だ。今後、ドローンは運搬や調査にこれまで以上に使われるようになると思うが、便利なものであっても、人に害を与えるようではいけないことを肝に銘じて有効に使わなければならない。(400字)

日本大学 歯学部

解答

29年度

出題者のネライ

受験生の理解力、論理の展開力を見る。

書き方のポイント

社会が高齢化するにつれ、生活習慣病を予防して健康寿命をのばそうという考えが注目されるようになってきた。その中でも、メタボリックシンドロームが疑われる場合、生活習慣病につながる可能性が高まるため、状態の改善が望まれる。健康寿命などについて問われた場合にも関係のあるものなので、メタボリックシンドロームがどのような状態か、生活習慣病を予防するにはどうしたらよいかなどについて、自分の考えをまとめておくとよい。

厚生労働省によると、生活習慣病は疾病全体における割合が増加しており、死因の約6割を占めているという。それゆえ、生活習慣を改善することで、生活習慣病を予防できるとしている。

問題文からも、これらの内容の一部は読み取れるが、厚生労働省のサイトでは、健康や医療に関する政策が紹介されているので、予備知識を得るために、事前に見て内容を把握しておくとよいだろう。

生活習慣病を防ぐには、食事の管理と適度な運動が必要である。食事については食べ過ぎないことの他に、一日三食を維持すること、早食いを避けること、就寝前3時間は食べないことなどの注意点がある。運動に関しては、ウォーキングなどの軽めの運動と、スクワットなど筋肉を鍛える運動を行うなどするとよいとされている。このようなメタボリックシンドロームの改善や、予防については、厚生労働省によるe－ヘルスネットのメタボリックシンドロームの項目にも紹介されているので、見ておくとよい。

これらのことをふまえて解答を作成する。

模範解答例

問1 メタボリックシンドロームは内臓脂肪型肥満を基盤として、高血圧、脂質異常、高血糖のうち2つ以上の症状がある状態である。メタボリックシンドローム自体は病気ではないが、このような状態であると、糖尿病や動脈硬化、それに伴う虚血性心疾患、脳血管疾患などの生活習慣病になるリスクが高くなる。しかも、これらの生活習慣病は、国民医療費の約30％、死因別死亡率の約60％を占めているものである。現在、40歳の男性の約50％、女性の約20％がメタボリックシンドロームかその予備軍であるという状態であるため、特定健康診査や特定保健指導の実施を義務づけることで、メタボリックシンドロームを早期に発見し、状態の改善や予防につとめることで、生活習慣病に進行するリスクを低くし、より多くの国民に、健康な状態で長生きしてもらうためという理由が考えられる。（356字）

問2 メタボ予防のためには、食事と運動が重要である。食事は、1200から1800カロリーの軽い食事制限を行い、規則正しい食生活を送ること、早食いはしないことや、就寝前の3時間は食事をしないといったことに気を配る必要がある。また、運動は、ウォーキングのような軽い運動と、スクワットなどの筋肉を鍛える運動を組み合わせてするよう気を配る必要がある。また、ストレスが肥満を招くこともあるので、睡眠をよくとり、一時的にではなく、これらの食事と運動とを続けていくことを心がけるようにすることが重要である。（237字）

日本大学 松戸歯学部
解　答

29年度

出題者のネライ

文章の構成力、テーマの設定力を見る。

書き方のポイント

歯科医師は十分な知識と技術がもちろん必要であるが、医療の仕事は一人でできるものではない。そのため、同じ職場の人と協力しあったり、情報を共有したりすることが必要不可欠である。つまり、コミュニケーション能力が重視される仕事である。コミュニケーションをどうとればよいかとか、どのように言葉を伝えればよいかという技術的な面が問題となる場合もあるが、その中心に、他者と協力して仕事を成し遂げたいという気持ちがあることを忘れてはならない。

チームワークとは、ある団体が一つの方向へ進んでいくためにまとまることであり、そのために協力しあうことである。例えば、文化祭においてクラスで演劇をすることになったとしよう。演技をする人が台本に合わせて演技をするだけでは、劇は成り立たない。たとえば、演技をする人は、役にあった衣類を身につけ、メイクをしなければならない。これらは、小道具やメイクの役割を担う人が準備するものである。また、舞台に当てられる照明や、セリフや場面に合わせて出す音を調節する音響も重要な役割である。大道具を必要とする劇ならば、それらがどのように使われるかを考えて作る役割の人が必要である。また、これらの人々全体をまとめる人物も必要となってくる。それぞれが自分の役割を全うするためには、他の役割の人がどのような状況か、どうしたいか、どうすればその人の気持ちが生きるかなど、相手の気持ちを考え、また互いの気持ちを伝え合い、理解を深めて作業する必要がある。このような努力があって、よい劇が発表できるといえる。

このように、物事を成し遂げるのにチームワークは欠かせないのである。これはクラス演劇に限らず、医療の現場でも同じことだ。

ここでは、「あなたの体験も交えて」とあるので、委員会の活動、部活動や文化祭、体育祭など、他者と協力することでよりよいものが作りあげられる場を思い出してみるとよい。特に、役割分担したときに、自分の役割を果たすときに他の役割の人のことや全体のことを考えることを重視した体験を取り上げるとよいだろう。また、リーダーとして活動したことがある場合は、その体験から得られたものをまとめると解答が作成しやすい。

模範解答例

チームワークは、物事を成し遂げるときに最も重要なものだと思う。私は水泳部に所属し、メドレーリレーの選手を務めたことがある。そのとき、自分の泳ぎだけではなく、ほかの選手の泳ぎの持ち味も教えてもらい、タッチや飛び込みのタイミングを４人で何度も話し合い、練習をした。そのとき私たちが重要だと考えたのは、一つのやり方を正しいとするのではなく、４人がしやすいタッチや飛び込みのタイミングを活かすことだった。４人が互いのことを考えながら自分の力を発揮した結果、大会ではそれまでのベストタイムを更新した。このように、一つの目標のために、互いの気持ちを尊重し、伝え合い、自分の役割を果たすことがチームワークであると思う。スポーツに限らず、歯科医師の仕事の現場でも、チームワークは重要なものだと、私は考える。したがって、水泳で培ったコミュニケーション力を歯科医師としての仕事の場でも活かしていきたいと考えている。（397字）

鶴見大学

解　答

29年度

1月27日試験

出題者のネライ

受験生の理解力、文章の構成力を見る。

書き方のポイント

「わが国現代社会の問題に関する」文章の内容は、日本の高齢化の現状について述べたものである。ここで取り上げられているのは「団塊の世代」と呼ばれる人々で、2025年に75歳以上となることが説明されている。これにより高齢化が進み、社会保障体制が持続できるかといった問題を、「2025年問題」として説明している。

さて、まずは高齢化社会について簡単に理解しておこう。高齢者とは65歳以上の人を指し、65歳以上の人が人口に占める割合が7％以上のとき「高齢化社会」という。さらに、14％以上のときを「高齢社会」、21％を超えると「超高齢社会」という。今日の日本は「超高齢社会」であり、2025年には30％を占めるようになると言われている。問題文では、そのうち75歳以上の後期高齢者が人口に占める割合が2割弱になることが述べられている。

このような社会にあって、今後は高齢者の口腔ケアがより重要になると予想される。高齢になると歯を失うなどして、ものを食べたり、話したりすることが満足にできなくなりがちである。食事や会話は、栄養を取るだけでなく、生活に潤いを与えるのに必要なことであり、これが十分にできれば、高齢者の生活の質(QOL)を維持することも可能である。これからは、口腔ケアをより重視し、高齢者の生活の質の向上に努める必要があると考えられる。

もちろん、口腔ケアは高齢者になってから行えばよいというものではない。若い頃から習慣づけることが重要である。そのためには、口腔ケアを行うことのメリットや、行わない場合のデメリットを説明するなどし、より多くの人が口腔ケアに積極的に取り組めるような医療を目指すべきであろう。このことをふまえて解答を作成するとよい。

模範解答例

全人口の二割弱が75歳以上の高齢者となる近い将来では、高齢者の生活の質を維持する、または高めるような医療が必要であると考える。いくら平均寿命が長くても、健康で充実した生活でなければ意味がないからである。そのために、食べる・会話するといった人間の基本的な楽しみの基礎を支える歯科医療として、高齢者の口腔ケアをより重視すべきだと思う。口腔ケアをおこたると歯を失うことにつながり、歯を失うと、食事や会話が十分に楽しめなくなるおそれがある。食事は健康を維持するのに必要な栄養を取り込むものであり、会話も脳の活性化につながると考えられていて、生活に潤いをもたらすものだ。口腔ケアは健康の維持や生活の自立に欠かせないものであると言えるだろう。口腔ケアのように、健康を維持する医療がより重視され、健康寿命が長くなれば、介護などのサービスを受ける人も少なくなると考えられる。さらには元気な高齢者が社会保障サービスの担い手として働ける可能性も高まり、2025年問題として議論されている内容に、解決策の一つとして提示されることになるだろう。このように健康寿命を延ばすのに役立つと考えられる口腔ケアだが、高齢者

になってから行えばよいというものではない点を忘れてはならない。若い頃から口腔ケアにつとめることが、高齢になってからも歯を保つことに役立つのである。このことを、歯科医療の現場では患者に十分指導すべきであると考える。（596字）

愛知学院大学

解　答

29年度

前期試験A

出題者のネライ

　文章の構成力、テーマの設定力を見る。

書き方のポイント

　今後の社会で求められる医療がどのようなものかについては、志望動機や、理想の歯科医師像などと共に、小論文や面接などで問われることが多いテーマだといえる。

　この問いに答えるためには、現在の日本がどのような状況にあるかをおさえておく必要がある。高齢者とは一般的に65歳以上の人を言うが、高齢者の割合が総人口の21%を超えると超高齢社会と呼ばれるようになる。日本は現在、超高齢社会となっている。そのため、高齢者に対する口腔ケアが重要なものになってくることは予想できる。

　高齢者の口腔ケアといっても、65歳を過ぎてから行えばよいものではなく、若い頃から口腔ケアを十分に行うことで、失う歯の数を減らすことができ、自由に好きな物を食べたり、話をしたりすることをより長く楽しむことができる。このように口腔ケアによって生活が充実すれば、生活の質を高めることが可能である。そのためには、歯科医院が通いやすいところでなければならないと考えられる。歯科医師の物腰が穏やかであったり、地域医療の貢献に積極的であったりすると、患者も口腔ケアについて説明を求めたり、相談したりしやすいであろう。

　これらのことを踏まえた上で、志望大学の学部紹介なども読んでおくことが必要だ。例えば、教育理念などの項目には、どのような人物を必要としているかが説明されていることがある。例えば、愛知学院大学歯学部の学部紹介には、「教育目標・理念」や「社会に送り出したい人間像」が挙げられている（愛知学院大学　歯学部学部紹介「建学の精神」よりhttp://www.dent.aichi-gakuin.ac.jp/spirit/index.html）。その内容も頭に入れると、より適した解答を作成するのに役立つ。

模範解答例

　現在、日本は超高齢社会であり、人口の21％以上を65歳以上の人が占めている。そのため、今後の社会では、高齢者がよりよい生活を送るのに役立つ医療が求められていると思う。特に、高齢者に対する口腔ケアは重要だ。口腔ケアが十分ではなく、早い内に歯を失うと、好きな物を食べたり、好きなだけ話したりできなくなることもある。そのため、歯科では高齢者でもより多くの歯を維持できるような口腔ケアが望まれていると考える。食べたり話したりすることは、健康を維持するのに必要な栄養を取り込んだり、脳を活性化したりするのに役立つと思われる。健康が維持でき、生活に不自由のない生活ができる期間である健康寿命が延びれば、高齢者になってからの生活の質の向上につながる。しかし、口腔ケアは高齢者になってからすればよいというものではない。若い頃から定期的に歯科医院に通って口腔ケアを行う必要がある。だが、実際には、歯科医院を敬遠する人は少なくない。その理由は、虫歯の治療のために来院する人が多く、歯を削られたり、痛い思いをしたりといった嫌な思

い出がある人が多いからではないか。今後は、虫歯以外の時でも来院しやすいようにして、口腔ケアをする人が増えるようにしなければならない。そのためには、虫歯の治療が終わった後も定期的に歯科医院に通うという判断を患者にしてもらう必要がある。歯科医自身が治療方法や技術に優れ、自信と責任を持って治療を行えるようでなければならないのは当然だ。その上に、患者の立場に寄り添う心の余裕も必要であると私は考える。気持ちが通じ合える医師がいる医院ならば、通いたいと思う可能性は高い。医療技術の進歩や、新しい知識は患者のために役立つと思うが、継続的なケアにつなげるには、相談しやすい雰囲気なども重要である。社会においては、より患者の立場を考え、技術や知識を活かそうとする医師の姿勢が求められていると思う。(792字)

大阪歯科大学 解答

29年度

前期試験

出題者のネライ

受験生の理解力、文章の構成力を見る。

書き方のポイント

「どんな歯科医師になりたいか」というような、志望理由や理想とする歯科医師像を問う問題は、小論文で出題されやすいものである。日頃から、志望理由や理想とする歯科医師像を説明できるようにしておくとよいだろう。また、志望大学の理念やポリシーを確認しておくとよい。明確な理想像があれば、志望大学の理念やポリシーと合致する部分を特に取り上げて述べるという方法もあるし、具体的な歯科医師像が思い浮かばない場合には、理念やポリシーを読んで、これまで出会った歯科医師の姿と重ね合わせ、理想像を作るのに役立つからである。入試の案内を見るときに、これらの内容も確認しておくと便利である。

さて、昨年に引き続き、いくつかの対象に分けて論じるように決められている。今年は、「a．患者さんにとって」「b．あなた自身の人生にとって」「c．現社会にとって」「d．国（日本または他の1国）にとって」という四つに分けられている。

「a．患者さんにとって」については、自分の考えを押しつけず、患者の立場で考えられる医師や、患者の多様性を認められる医師の姿が思い浮かべられる。

「b．あなた自身の人生にとって」については、歯科医師になることで、自分にどんな喜びがあるかを考えるとよいだろう。例えば、口は物を食べるところなので、健康を保てば、長い間、食べることや話すことといった人生で大きな楽しみになり得るものを、自分の思ったように続けることができる。つまり、相手の幸福に関係する仕事である。

「c．現社会にとって」については、高齢化が進む日本社会のことを取り上げたい。高齢者が増えれば、歯を失うなどのトラブルを抱える人も増える。しかし、若い頃から口腔ケアをする習慣があれば、高齢になってもより多くの歯を保つことができ、生活の質も向上させることができる。口腔ケアは、現在の日本社会にとって重要なことである。

「d．国（日本または他の1国）にとって」については、対象となる国の利益になるような歯科医師であることが望まれる。日本であれば、口腔ケアを習慣づけることで医療費を抑制できる可能性があるほか、健康寿命をのばすためにも役立つのである。

これらの点をふまえて解答をまとめる。

模 範 解 答 例

私は技術や知識だけでなく、患者さんの多様性や立場を受け止めて尊重し、より納得できる治療が行えるような歯科医師になりたい。たとえば、虫歯で医院を訪れた患者さんが納得できるような口腔ケアを勧めることで、その人の健康寿命をのばす手伝いができるかもしれない。そのように患者さんの幸せに直結する仕事ができることにやりがいを感じ、また、歯科医師として自分の存在価値を明確にできるので、私自身の人生を支える軸となるだろう。現在、日本は高齢化が進んでいるが、歯科医師として口腔ケアを習慣づけられれば、より多

くの高齢者が自分の歯でものを食べたり、話したりできるようになり、高齢者の社会参加に役立つことができる。また、そのような仕事をすれば、日本という国にとって、医療費の抑制や、国民全体の健康寿命をのばすことにつながるので、積極的に活動できる人が増えると考える。このように、国にとっても役立つ歯科医師になりたい。(397字)

平成28年度

問 題 と 解 答

平成28年度

東京歯科大学　問題　(1)

東京歯科大学

問題

28年度

（平成28年度入試　Ⅰ期）

受験番号	一般（Ⅰ期）	センター（Ⅰ期）	氏名	

注）一般（Ⅰ期）、センター（Ⅰ期）併願者はそれぞれの受験番号欄に番号を記入すること。

小 論 文 問 題

設問1　（ア）～（オ）の文章を並べかえ、つながりの良い文章にしなさい。

（ア）そのガリレオは、望遠鏡をもっとも早くからとりいれたひとりでした。

（イ）みなさん、ガリレオ・ガリレイ（1564～1642年）は知っていますよね？地動説を唱えて裁判にかけられ、有罪になった人です。

（ウ）さて、1610年の4月のこと。ガリレオは、イタリアのボローニャに24人もの大学教授を集めて、自作の望遠鏡を披露しました。

（エ）「それでも地球は動く」という捨て台詞を吐いたとか吐かなかったとか。世間では「天文学の父」と呼ばれ、ピサの斜塔の実験でも有名な人です。

（オ）1608年、オランダで望遠鏡が発明されます。ガリレオはその噂を聞きつけ、さっそく試行錯誤のうえに自作の望遠鏡を作り、天体観測を行ないました。倍率は約33倍。デジカメの倍率を考えるとなかなかのものです。

（99.9%は仮説、竹内　薫、光文社新書）

設問2　（A）～（J）に示した語の類似語を、下記の（ア）～（コ）から選び記号で解答欄に記入しなさい。
また、その語句がカタカナの場合は漢字を、漢字の場合は読みをカタカナで書きなさい。

（A）阻　害	（B）交　渉	（C）大　胆	（D）窮　地	（E）介　入
（F）抄　録	（G）殊　勲	（H）扇　動	（I）計　略	（J）寄　付

（ア）恵　与	（イ）折　衝	（ウ）豪　放	（エ）策　謀	（オ）干　渉
（カ）チョウハツ	（キ）ジャマ	（ク）コウミョウ	（ケ）バッスイ	（コ）キ　キ

設問3　（A）～（J）の下線部のカタカナを適切な漢字にしなさい。

（A）<u>イシ</u>表示を認める　　　　　　（B）亡き父親の<u>イシ</u>を継ぐ

（C）<u>イゼン</u>として行方不明　　　　（D）常識<u>イゼン</u>の問題

（E）速やかな<u>イドウ</u>　　　　　　　（F）人事<u>イドウ</u>の季節

（G）従業員を<u>カイコ</u>する　　　　　（H）良き時代を<u>カイコ</u>する

（I）<u>カイソウ</u>電車の通過　　　　　（J）店舗を<u>カイソウ</u>

設問4　選挙権年齢の18歳以上への引下げについて、400字以内で自由に書きなさい。

日本大学

問題　28年度

平成 28 年度入学試験

小　論　文

受　験番　号		氏名	

評点			

評点			

　日本人の死因は，最近の調査結果によれば，1位がん，2位心臓病，3位肺炎，4位脳卒中であり，肺炎を除けば生活習慣病が依然として上位を占めている。生活習慣病は，健康寿命に悪影響を及ぼすだけでなく，医療費の増大を招く主要因にもなっている。我が国では，平成25年から34年にかけて「健康日本21（第2次）」が推進されており，その目指すべき姿を，「全ての国民が共に支えあい，健やかで心豊かに生活できる活力ある社会」とし，5つの基本的な施策が提示されている。その一つの「生活習慣及び社会環境の改善」に「喫煙」という項目があり，①成人の喫煙率の減少，②未成年者の喫煙をなくす，③妊娠中の喫煙をなくす，④家庭・職場・飲食店・行政機関・医療機関での受動喫煙の機会を有する者の割合の減少，という4つの具体的な目標が掲げられている。

　平成26年国民健康栄養調査の結果では，日本人の喫煙率は男性32.2%，女性8.5%，主要34カ国の男女別喫煙率の国際比較では，日本人男性はワースト6位，女性はベスト3位で，韓国に次いで喫煙率の男女差が大きいのが特徴である。日本大学歯学部が在る東京都千代田区では，現在すでに路上喫煙が禁止され，本学部でも付属歯科病院を含めて建物内はすべて禁煙としている。

問1　喫煙が人体に与える影響について記しなさい。（200字以内）

問2　喫煙者にタバコを止めるように進言したところ，喫煙者は「タバコには高い税がかけられているため，タバコを吸うことによって，私は国の財政に貢献している。」，「長年タバコを吸ってきたが，今さら私が禁煙して体に何か良い変化が起こるのか？」と回答した。この回答に対して，あなたの意見を述べなさい。（400字以内）

日本大学松戸歯学部
問題 28年度

平成 28 年度入学試験　小　論　文

受 験 番 号	氏 名

※＿＿＿＿＿＿＿　　　　　　　　　　　※＿＿＿＿＿＿＿

※印の欄には何も記入しないこと。

※＿＿＿＿＿＿＿

あなたの科学への思いについて述べなさい。

（横書き，300字以上400字以内）

明海大学　問題　(5)

明海大学

問題

28年度

※

２０１６年度　明海大学歯学部一般入学試験Ａ日程小論文

受験番号 [ ]　氏　名 [ ]

次の文章を読み、設問に答えなさい。

新薬とジェネリック医薬品について、政府広報オンラインでは下記の説明がされています。

　先発医薬品（これまで使われてきた新薬）の特許が切れた後に医薬品メーカーが製造・販売する「ジェネリック医薬品（後発医薬品)」は、厚生労働省から「先発医薬品と同じ有効成分を同量含んでおり、（先発医薬品と）同等の効能や効果が得られる」と認められた医薬品です。それまで使われていた、先発医薬品に比べて薬の値段が３割～５割程度安くなるため、ジェネリック医薬品の普及によって、一人ひとりの自己負担や国の財政・健康保険組合の負担などの削減、ひいては高齢化社会の進展によって増大を続ける国民医療費の抑制にもつながります。特徴やメリットを理解していただき、ぜひジェネリック医薬品をご活用ください。

設問
あなたは１患者として医薬品の選択は、どのような条件で選びますか。有効性、安全性、経済性等について選択理由を述べなさい。選択理由のうち、新薬とジェネリック医薬品のどちらを選ぶかの選択のときの選択理由の優先順位についても述べなさい。

（解答欄）

鶴見大学

問題

28年度

　以下の日本医師会訳の"ジュネーブ宣言"の一部を読んで、その感想を記述し、次いでこの宣言に沿ってあなたが歯科医師になった時に行いたいと思うことを具体的に記述しなさい。

医師の一人として参加するに際し，
・私は，人類への奉仕に自分の人生を捧げることを厳粛に誓う.

愛知学院大学

問題

28年度

《歯学部》前期試験A

（次のテーマについて600字以内で記述しなさい。）

※講評の欄には記入しないでください

2016.2.2

歯学部 歯学科 受験番号 氏名

論題

「健康」について、あなたの考えを述べなさい。

※講評

評価

大阪歯科大学

問題　　28年度

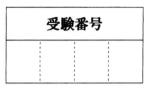

平成28年度
一般入学試験（前期日程）

〔小論文テーマ〕：　時間４０分：　400字以内にまとめなさい。

□一般国民が歯科医師または歯科医療に対して、強く期待しているものは何だと思いますか。

　　a．青壮年層
　　b．高齢者層
　　c．有病者・障害者層

に３大別して述べなさい。

小 論 文

受験番号 ⬚

注意事項　1．各自の受験番号を記入すること。
　　　　　2．与えられた文章について 400 字以内にまとめること。
　　　　　3．楷書で丁寧に書くこと。

(100字)

(200字)

(300字)

(400字)

東京歯科大学

解　答

28年度

I 期試験

出題者のネライ

文章の構成力、テーマの設定力を見る。

書き方のポイント

昨今、選挙権が18歳に引下げられるというニュースを度々目にする。これは、2015年6月、公職選挙法などの一部が改正されたことによるものである。選挙権とは、国会議員や知事、地方議会の議員の選挙などについて、投票できることを意味する。立候補する場合に必要な、被選挙権とは別なので注意したい。この法律によって、2016年の夏に行われる参議院選挙から、18歳、19歳の若者も新たに投票できることになった。

この選挙権の引下げについては、さまざまな意見がある。メリット、デメリットについてまとめると、以下のようなものである。

メリットについては、18歳、19歳が選挙権を持つことで、若者の意見が反映されやすくなることが挙げられる。また、国際的には、18歳以上に選挙権を与えている国も多い。主要八カ国（フランス・アメリカ・イギリス・ドイツ・日本・イタリア・カナダ・ロシア）では、日本以外の国で選挙権が18歳以上となっている。

デメリットについては、選挙権を有する人数が増えることによって、コストが高くなることのほか、日本では18歳、19歳など若者層の、政治に対する関心が薄いと考えられており、そのような若者が、立候補者の公約などをよく理解しないまま、有名度などを元に投票する可能性があるのではないかと心配されていることがある。

デメリットの後者については、若者がより政治に関心を持ち、公約の内容を把握するなどして投票することで解消できると言えるだろう。また、せっかく選挙権があっても、投票しないのでは意味がないので、若者がより、投票所に足を運ぶようにする必要もある。

解答作成においては、選挙権引き下げのメリット、デメリットを挙げた上で、自分が該当者である場合には、どのように行動したいかを述べ、そうではない場合には、どのようにしてデメリットを解消できるかを述べるとよいだろう。

模範解答例

平成27年6月に行われた公職選挙法などの一部改正によって、選挙権がこれまでの20歳から18歳に引下げられることとなった。2016年の夏から、これまで投票したことのない18歳、19歳の若者が選挙権を得ることになる。選挙権引下げについて、メリットとしては、若者層の意見が政治に反映されやすいことが挙げられる。また、G8の日本以外の国では、選挙権は18歳以上なので、国際的にも受け入れられやすい年齢だといえるだろう。しかし、当事者である18歳、19歳の若者の政治に対する関心が薄いために、立候補者が有名かどうかで投票するか、投票しないかを決めたりすれば、若者の意見が反映されるということにはならない。私もこの改正によって選挙権を得た一人であるが、これまでより政治に関心を持ち、立候補者の公約の内容などを理解した上で、投票所に足を運びたい。選挙は自分の意見を政治に反映できる貴重な場なので、有効に権利を行使したいと思う。（395字）

日本大学 歯学部

解　答

28年度

出題者のネライ

受験生の理解力、論理の展開力を見る。

書き方のポイント

喫煙は、生活習慣病を語るときに取り上げられやすい話題である。日ごろから関心を持ち、どのような生活習慣病を引き起すのか、自分の考えをまとめておくとよい。

喫煙が人体に与える影響には、次のようなものが挙げられることが多い。

・タバコの煙には発がん性物質が多く含まれている。・依存性があり、やめにくい。

・非喫煙者に比べて、寿命が短いことが多い。

このような問題は、喫煙者個人に限られない場合がある。例えば、タバコの煙について、タバコの先から出て、その場にいる人も吸うであろう副流煙がある。この煙にも、多くの発がん性物質が含まれている。結果として、共に過ごすことの多い家族が、喘息や心筋梗塞などになってしまうことも考えられるのである。実際に、タバコを吸わない女性で、夫が喫煙者である場合、肺がんになるリスクは、夫が非喫煙者の場合に比べて二倍だと言われている。

次に、タバコには、国や地方自治体などが税を課しており、一箱の約65％程度の金額が税金である。喫煙者は、タバコを買う度に税金を払っているわけであり、国の財政に貢献していると言えなくもない。ただし、肺がんなどの病気になり、保険が適用される治療を受ける場合もある。一部は患者が負担するが、それ以外の部分は保険でまかなわれることになる。自己負担部分が数十万円に及ぶ場合を考えると、その何倍もの保険金が使われている。そう考えると、禁煙し、病気になりにくい体を持つことは、タバコ税以上に社会に貢献すると言える。また、喫煙者が禁煙すると、喫煙を続けた場合よりも寿命が延びると考えられている。禁煙によって、肌の調子がよくなったり、咳がとまったりといった効果を感じる人もいる。

これらのことを踏まえて、解答を作成するのがよいだろう。

模範解答例

問1　タバコの煙には発がん性物質が含まれている。喫煙を続けることで、がんを発症しやすくなるという影響のほか、糖尿病になりやすかったり、高血圧の人の場合は脳卒中を招きやすくなったりするといった影響が考えられる。発がん性物質は、その場にいる家族などが吸う副流煙にも含まれており、家族の健康を害する可能性もある。さらに、タバコには依存性があるので、悪いと思ってもやめにくく、健康を害しやすいという問題点がある。(199字)

問2　タバコを買うときに支払う金額の半分以上が税金だという。確かに税収に貢献していると言えるだろう。しかし、喫煙が影響した病気のために病院で治療を受けた場合には保険が使われている。例えば、肺がんなどで手術をした場合、保険適用の治療の場合でも、自己負担額が数十万に及ぶ場合があるという。しかし、その何倍もの金額が保険でまかなわれているのである。したがって、タバコを止めて、健康な体を手に入れることで、健康保険を無駄に使わずに済むと予想される。タバコ税に比べても、大きな金額だと考えられるので、禁煙の方が社会に貢献する行為だと言えるだろう。また、喫煙者は、非喫煙者に比べて寿命が短いと言われるが、禁煙すれば、ある程度その寿命を取り戻せると言われている。さらに、禁煙によって肌の調子がよくなったり、咳がとまったりといった効果があったという人もいる。このようなよい面があるので、禁煙をしたほうがよいと思う。(396字)

日本大学 松戸歯学部
解　答
28年度

出題者のネライ

　文章の構成力、テーマの設定力を見る。

書き方のポイント

　2015年のように、日本人がノーベル賞を受賞した場合には、その分野に関連する問題が出されることもある。また、その年に話題になった時事用語について出題されることもある。そのため、日ごろから、新聞を読んだり、ニュースを見たりして、社会で話題となっている用語について、内容を理解し、自分の考えをまとめておくと便利である。

　2015年のノーベル物理学賞の受賞者の一人が、東京大学宇宙研究所所長の梶田隆章氏である。「ニュートリノ振動」という現象から、ニュートリノに質量があることをつきとめたことが評価された。ニュートリノに質量があると分かったことは、科学の世界では大発見であるが、実際に、商品化などにいかせるかと言われると、直接的には難しい。このような分野については、基礎研究と呼ぶことが多い。

　一方、研究の結果が、新薬や、新しい機器などに、すぐに応用できる場合がある。このような分野については、応用研究と呼ぶことが一般的である。

　科学については、上記の二つの役割を覚えておくとよいだろう。

　基礎研究については、人類の役に立つ薬が作れるとか、生活を豊かにする機器の元になるといった成果が期待しにくいが、なおざりにしてはならないものである。基礎研究による発見は、科学の世界全体に新鮮で大きな衝撃を与える可能性があり、科学に対する関心が高まるという効果が考えられるからである。

　応用研究については、すぐに人類の役に立つものであり、人々の期待も高いものだと言えるだろう。歯科医師であるとすると、新たな薬は、これまで治療が困難だった患者を救うかも知れず、応用研究に基づいて作られた機器は、これまでよりも患者が感じる痛みを少なくし、より効果的に治療が行えるものかもしれないのである。

　いずれの科学も、今後の人類が精神的に、物理的に豊かになるためには欠かせないものである。科学への思いについては、歯学部の入試問題であることをふまえて、科学をどのように治療やケアに使いたいか、基礎研究の発展によって歯科ではどのような効果が見込まれるか、といった内容につなげていくようにしたい。

模範解答例

　科学には、基礎研究と、応用研究がある。たとえば、2015年にノーベル物理学賞を受賞した東京大学宇宙研究所所長の梶田隆章氏は、ニュートリノに質量があることをつきとめた。これは基礎研究の成果である。一方、新薬や、画期的な医療機器は、科学的な発見に基づいている場合が多い。これらは、応用研究の成果だと言えるだろう。基礎研究は、すぐに人類の役に立つ何かを生み出すものではない。しかし、基礎研究による発見は、多くの人に新鮮な衝撃を与えるだろう。子どもが衝撃を受ければ、将来、科学に関わる仕事に就こうと考えるかもしれず、医療を含めた科学的な分野への志望者が増え、医師など、優秀な医療従事者を生み出す可能性がある。また、応用研究の成果によって、これまで治療が困難だった病気も治る可能性が出てくるかもしれない。私は、こういった科学の成果について、しっかりと情報を集めて、よりよい歯科医療につなげられるようにしたい。（396字）

明海大学

解　答

28年度

A日程

出題者のネライ

受験生の理解力、文章の構成力を見る。

書き方のポイント

ジェネリック医薬品についての説明は、問題にある通りである。値段が安くなるのは、開発した会社が持つ特許によって、一定期間はその会社しか作れない薬品が、特許の期間が切れたことで、他の会社も同じ成分を用いた医薬品を作ることができるようになるためである。ジェネリック医薬品のメリット、デメリットをもう少し詳しく見てみよう。

まず、メリットだが、先ほどから述べているように、すでに開発されている医薬品なので、開発費などが安く済み、結果として、安価であることである。また、安価な医薬品を使うことで、患者の自己負担額を減らせると共に、国民医療費の抑制にもつながるというわけだ。では、デメリットはあるのだろうか。先発医薬品と同じ有効成分を含んでいるといっても、添加物は違っている場合がある。有効成分が同じ量であれば、薬効としては問題がないはずだが、ジェネリック医薬品にしたために、あまり効かなくなったという事例もあると言われている。また、一つの医薬品が有する特許が一つではない場合、あるものは特許の期間が切れていても、他のものはまだ期間が残っていることもある。すると、特許が残っている部分について、開発した会社ではない他社は、同じ成分を含んだ薬を作ることができない。そのため、ジェネリック医薬品は、先発医薬品に比べて効果効能などが違ってしまう場合があるのである。ジェネリック医薬品を用いる場合には、患者の症状に合った効果や効能があるかを調べ、適切に用いていく必要がある。

模範解答例

私は、一患者として次のような選択をする。ジェネリック医薬品は、先発医薬品と同じ有効成分を同量含んでいるため、効能や効果が同じであると考える。したがって、症状に対して有効だと考えるので、ジェネリック医薬品を採用する。また、安全性について、先発医薬品はこれまで使われてきた医薬品であり、万が一問題があれば報告、改善されているはずであるといえる。有効成分が同量含まれるジェネリック医薬品も、基本的には同様の安全性が見込まれる。経済性から考えれば、ジェネリック医薬品が安価であることから、より自己負担額が減ったり、結果として国民医療費が抑制されたりといった効果があると思う。しかし、先発医薬品の特許が切れたことによって製造可能になったのがジェネリック医薬品ならば、先発医薬品の特許が切れていない部分の成分は、ジェネリック医薬品は同量を含むことはできないことになる。そのような場合、先発医薬品とジェネリック医薬品では、成分や効能が違うことになる。特許がまだ切れていない部分の成分が、症状に必要な部分であったら、先発医薬品を選びたい。ジェネリック医薬品を選ぶと、自分に必要な成分がない場合、その成分を含む別のジェネリック医薬品を手に入れなければならないからだ。ジェネリック医薬品は、有効性、安全性、経済性に優れていると考えるが、症状によっては必ずしもそうと言えない場合があるので、症状に合わせて選びたい。（596字）

鶴見大学

解　答

28年度

1期　1月26日試験

出題者のネライ

受験生の理解力、文章の構成力を見る。

書き方のポイント

「ジュネーブ宣言」とは、医の倫理について述べられたものであり、問題文に挙げられたもののほか、仕事を「良心と尊厳」をもってすること、「患者の健康」を第一に考えることなどが挙げられている。このような医の倫理に関する規定は、医療者として必ず身につけなければならないものといえるだろう。インターネット上で見られるものもあるので、あらかじめ確認しておくとよい。（WMA ジュネーブ宣言　http://www.med.or.jp/wma/geneva.html）また、「ジュネーブ宣言」の元となった「ヒポクラテスの誓い」についても、内容を把握しておくと理解が深まる。

さて、問題となっている「私は、人類への奉仕に自分の人生を捧げることを厳粛に誓う」について、歯科医師としての立場から考えてみる。

「人類への奉仕」について、歯科医師はどのようなことができるだろうか。たとえば、患者の口腔ケアを行うことで、患者のQOLが向上するとする。このような活動を続けることで、多くの患者がよりよい質の生活を続けることができるとすれば、それは、人類への奉仕と言ってよいだろう。

歯科医師として、治療行為など行うことができることと、患者を一人の人間として尊重するといったことをふまえて、まず、「ジュネーブ宣言」の一部についての感想を述べ、歯科医師になった時に行いたいと思うことについて記述する。

模範解答例

私は、医師としての「人類への奉仕」とは、患者に治療やケアを行い、病気を治したり、症状を緩和したり、生活の質を向上させたりすることを通じて、患者がより幸福を感じられるようになる手助けをすることだと思う。そのような「人類への奉仕」に、自分の人生を捧げることは、尊い行為であり、やりがいのある仕事だと思う。ただし、人の感じる幸福は、個人によって異なる。そのため、歯科医師として、「人類への奉仕」ができるようになるためには、十分な知識や技術はもちろん、患者の話をしっかりと聞く、患者の意見を尊重し、それにそった治療やケアが行えるように努力することが必要だと思う。つまり、コミュニケーション能力が欠かせないということだ。コミュニケーション能力の基本は、思いやりや愛情である。コミュニケーション能力があって、よく話を聞いてくれる歯科医師ならば、患者との信頼関係も生まれやすい。信頼関係があれば、治療やケアに対する患者の安心感や、痛みなどに耐えようとする気持ちにもつながる。そして、治療やケアの結果、患者が幸福を感じることが多くなると思う。私が歯科医師になったら、小さな子どもや、耳の聞こえに不安がある高齢者に対しては、短くてわかりやすい言葉で説明すること、図や絵などを用いて説明し、意見を聞くなど、日々、知識や技術を磨くだけではなく、心に余裕を持ち、思いやりを忘れずにケアや治療を行いたい。（589字）

愛知学院大学

解　答

28年度

前期試験A

出題者のネライ

　文章の構成力、テーマの設定力を見る。

書き方のポイント

　歯学部の試験なので、口腔内のケアと、健康を関係づけて述べるのがふさわしい。日ごろから、口腔ケアがどのような効果を持つものであるか、書籍やインターネットなどで知識を得ておく必要がある。

　口腔内の健康が、QOL に欠かせないものであることは、「健康日本２１（第２次)」や、「8020運動」で述べられている通りである。「健康日本２１（第２次)」については、厚生労働省の「国民の健康の増進の総合的な推進を図るための基本的な方針」についてのサイト（http://www.mhlw.go.jp/stf/seisakunitsuite/bunya/kenkou_iryou/kenkou/kenkounippon21.html)で詳しく見られるので、調べておくとよいだろう。後者についても、インターネットなどで調べることができるので、知識を得ておくと、歯科医療と健康に関する小論文などの出題への備えとなる。

　まず、口腔ケアが健康とどのような関係にあるかをおさえておこう。「8020運動」とは、80歳のときに20本以上の自分の歯がある状態を目指すものである。20本以上の歯があることで、食事や会話などに支障をきたさず、QOL をより高く保つことに役立つ。

　しかし、高齢者になってもより多くの自分の歯を使うためには、若い時期から口腔ケアを行い、虫歯や歯周病予防に努める必要がある。たとえば、幼児期から口腔内の健康のためにできることとして、たとえば、虫歯を誘発しやすい甘い物を過剰に摂取しないように指導することや、まだ歯磨きが十分にできない幼児に対しては、保護者が仕上げ磨きをすること、定期的な健康診査などで、フッ化物を塗布することなどを挙げることができる。幼児が成長するにつれて自分で歯を磨くようになるので、正しい方法を身につけることも重要である。成人後は、歯石除去や、歯間ブラシなどの使用によって、歯周病のリスクを減らすことも、高齢者になったとき、より多くの歯を保つために役立つ。

　このように、口腔内の健康維持は、歯科医院に通うことだけでは行えない。健康とは、日々の積み重ねによって作られるものであることがわかる。

　これらのことをふまえて、口腔ケアがもたらす健康について考えると、解答をまとめやすくなる。

模範解答例

　健康は、日々の積み重ねによって保てるものだと私は考える。たとえば、近年、口腔ケアによって高齢者になってもより多くの自分の歯を持つことで、食生活や会話などに大きな支障をきたさず、より生活の質を高めることができることが注目されている。質の高い生活では、人と会って刺激を得たり、出かけることで運動になったりする上に、さまざまなものを食べられると栄養状態もよくなる可能性があり、口腔内だけでなく、精神や足腰、内臓など

の健康にもつながると考えられる。しかし、口腔ケアは短い期間だけすればよいというものではない。虫歯や歯周病で歯を失わないようにするためには、小さいころから口腔ケアを行う必要がある。たとえば、幼児のときから正しい歯磨き方法を教わって実践したり、虫歯を誘発しやすい甘いものを食べ過ぎたりしないようにしたりすることも、口腔内を健康に保つのに役立つ。大人になってからは、歯石除去や定期的な歯科検診を心がけたり、喫煙など、歯周病のリスクがあると考えられるものを避けたりすることも、永く歯を保つのに有効だ。このような口腔の健康のために、歯科医師による治療や指導が必要であると考える。また、健康に日々の積み重ねが重要と言っても、努力するのが難しく感じる場合は、歯科医師が寄り添い、相手に合った口腔ケアを考えることで、より長く健康を保てると思う。(568字)

大阪歯科大学

解 答

28年度

前期試験

出題者のネライ

受験生の理解力、論理の展開力を見る。

書き方のポイント

歯の健康は、食事や会話といった日常生活に欠かせないものである。いわゆる、「健康日本21（第2次）」と呼ばれる「国民の健康の増進の総合的な推進を図るための基本的な方針」には、「国民の健康増進を形成する基本要素となる栄養・食生活、身体活動・運動、休養、飲酒、喫煙及び歯・口腔の健康に関する生活習慣の改善が重要である」と述べられている（厚生労働省「国民の健康の増進の総合的な推進を図るための基本的な方針」http://www.mhlw.go.jp/bunya/kenkou/dl/kenkounippon21_01.pdf より）。

さて、ここでは、「a．青壮年層」「b．高齢者層」「c．有病者・障害者層」と三つの層に分けて論じるように求められている。

「b．高齢者層」については、「8020運動」に見るように、高齢になってもより多くの自分の歯を保つために必要なことを述べるのが適切だろう。高齢者になり、歯を一部喪失することで、入れ歯などを使用する場合もあり、口腔内を清潔に保つためのケアが、青壮年層とは違ってくる場合がある。そのようなケアの仕方についての指導や支援も、歯科医師や歯科医療に期待されるところである。

また、「a．青壮年層」についても、高齢者になったとき、20本以上の歯を有するために、歯石除去や定期的な口腔検査などによって、虫歯や歯周病予防に努めることが重要である。同じように、「c．有病者・障害者層」も、口腔ケアを行って自分の歯を保つことが生活の質（QOL）を高めることにつながる。しかし、たとえば、病気によって薬を飲んでいる場合や、治療を受ける姿勢をとるのが難しい場合などには、治療方法や薬選びなどにおいて、医療者が適切な配慮をする必要がある。

これらの点をふまえ、それぞれの層が歯科医師や歯科医療に求めるものは何かを考えよう。

模範解答例

口腔ケアによって口の中を健康に保つことは、より多く自分の歯を持ち続けることにつながる。したがって、どの国民にとっても口腔ケアは、食生活や日常会話を楽しむという生活の質の向上につながるものであり、欠かせない。青壮年層は、歯の喪失を経験していないかも知れないが、口腔ケアを怠れば虫歯や歯周病を招いてしまう。将来、歯を失うことは、青壮年層が望むことではないと思われるので、歯石除去など定期的な口腔ケアを提供することが期待されていると思う。高齢者層では、歯を一部失っていたり、部分入れ歯などを使っていたりする人も多い。残っている歯を保つと同時に、より個人に合った口腔内の清掃が必要になるので、それらの指導や支援を行うことも期待されていると思う。有病者・障害者層については、病気のために飲んでいる薬や症状に合わせた治療や投薬、障害に合わせて、無理のない姿勢で治療を行うなどの配慮が期待されていると思う。（396字）

平成27年度

問 題 と 解 答

平成27年度

東京歯科大学　問題　（1）

東京歯科大学

問題

27年度

（平成27年度一般入試Ⅰ期）

受験番号	一般（Ⅰ期）	センター（Ⅰ期）	氏名	

注）一般（Ⅰ期）、センター（Ⅰ期）併願者はそれぞれの受験番号欄に番号を記入すること。

小 論 文 問 題

設問1　（ア）〜（オ）の文章を並べかえ、つながりの良い文章にしなさい。

（ア）伝えたいメッセージにあわせて情報を加工するのは、どのメディアも同じです。

（イ）映像の迫力と信憑性は活字メディアのそれとは比べものにならない上に、雰囲気に合わせたBGMや効果音までかぶせてくるのですから。

（ウ）録画だったら映像は編集されていますし、生放送でもカメラワークによって見せたいところだけを切り取っています。

（エ）しかし、メッセージの伝わり方の強さにおいて、テレビは他の追随を許しません。

（オ）テレビというのは事実をそのまま映りだしているようでいて、そうではありません。

（和田秀樹：テレビの大罪、新潮新書）

設問2　（A）〜（J）に示した語の類似語を、下記から選び記号で解答欄に記入しなさい。また、選んだ（ア）〜（コ）の語句がカタカナの場合は漢字を、漢字の場合は読みを書きなさい。

　　　（A）起　源　　　（B）寄　与　　　（C）上　品　　　（D）献　身　　　（E）失　望
　　　（F）親　友　　　（G）我　慢　　　（H）疎　外　　　（I）催　促　　　（J）妨　害

　　　（ア）知　己　　　（イ）排　斥　　　（ウ）尽　力　　　（エ）忍　耐　　　（オ）督　促
　　　（カ）ハッショウ　　（キ）ラクタン　　（ク）コウケン　　（ケ）ソシ　　（コ）コウショウ

設問3　（A）〜（J）の下線部のカタカナを適切な漢字にしなさい。送り仮名が必要な場合は、ひらがなで書きなさい。

　　　（A）税金を<u>オサメル</u>。　　　　　（B）学業を<u>オサメル</u>。
　　　（C）人通りが<u>タエル</u>。　　　　　（D）厳しい風雪に<u>タエル</u>。
　　　（E）交通<u>キセイ</u>を実施する。　　（F）<u>キセイ</u>ラッシュで混雑する。
　　　（G）最初の計画を<u>ススメル</u>。　　（H）学生に読書を<u>ススメル</u>。
　　　（I）精神の<u>ヘイコウ</u>を失う。　　（J）暑さに<u>ヘイコウ</u>する。

設問4　「自分の可能性」について、400字以内で自由に書きなさい。

日本大学

問題

平成27年度入学試験
小　論　文

総務省は、毎年増加している老年人口(65歳以上)が、平成25年10月の我が国の人口推計で3,150万人を超え、総人口の約25％を占めることを発表しました。この増加に伴って、健康寿命（健康上の問題がなく日常生活を送れる期間）と平均寿命との差が広がると、QOLは下がり、医療介護費なども増えることが懸念されています。
そこで、高齢者のQOL向上のためには、健康寿命と平均寿命の差を縮小する必要があります。このために歯科医師は歯科医療においてどのような役割を果たすべきか、あなたの考えを述べなさい。
(600字以内、横書き)

日本大学松戸歯学部
問題

27年度

平 成 27 年 度 入 学 試 験　　小　論　文

受 験 番 号	氏 名	

※＿＿＿＿＿＿　　　　　　　　　　　　　　　　　　　※＿＿＿＿＿＿

※印の欄には何も記入しないこと。

※＿＿＿＿＿＿

若者のフリーター化が進んでいるといわれます。あなたはそれをどのように考えますか。

（横書き，300字以上400字以内）

鶴見大学

問題

小 論 文

27年度

600字以内　50分

鶴見大学歯学部の初代歯学部長 故　長尾　優　先生は鶴見大学歯学部開設の精神として

「惠愛を敦くし、以って醫の心と爲す」　のことばを残されました。

これは今でも本学歯学部の目的となっています。

このことばの解釈を記述し、次いであなたの考える医療人のあるべき姿勢を記しなさい。

愛知学院大学

問題　　27年度

《歯学部》前期試験 A　2015.2.3

歯学部　学科　受験番号　氏名

（次のテーマについて600字以内で記述しなさい。）

※講評の欄には記入しないでください

論題　未来の歯科医療はどのような状況であることが望ましいと考えますか？

※講評

評価

福岡歯科大学

問題 27年度

受験番号	

平成２７年度 一般入学試験Ａ
小論文課題

〔設問〕

　次の文章を読んで、下線部にこめられた著者の意図について、あなたの考えを交えて、650〜700字で述べなさい。

　赤ん坊がhaMしか言えない頃から、一番繰り返し聞く単語が自分の名前である。それだけに名前は、とても特別な言葉なのだ。自分のために用意され、生きている限り（よほどの事情がなければ）名乗り、呼び続けられる。雑踏の中で、他の言葉は聞き逃しても、自分の名前だけは認識する。そんなことばは他にはない。

　名前は、その持ち主に与えられた美しい祈りである。今、あなた自身の名を、ゆっくりと唱えてみていただきたい。若き日のあなたのご両親が、どんな祈りをあなたに与えたのか、感じることができるかもしれない。

（中　略）

　大人になると、「美しい祈り」をもらえる機会がとても減る。やがておばあちゃんなったら、もっとそうなのだろう。介護センターじゃ「いほこさん」なんて呼んでくれないことだろう。全国の介護関係者の皆さんには、クライアントを、ぜひファーストネームで呼んであげてほしい。

【黒川伊保子「怪獣の名はなぜガギグゲゴなのか」より抜粋】

東京歯科大学

解 答

27年度

Ⅰ 期試験

出題者のネライ

文章の構成力、テーマの設定力を見る。

書き方のポイント

自己PRは、大学入試や就職試験など、さまざまな場面で必要となる。日頃から、自分の長所や短所を分析し、文章化できるように練習しておくとよい。また自己PRでは、抽象的な表現よりも、具体的な例を挙げて述べたほうがわかりやすい。今までの人生で自分が頑張ったことや、努力していることが明確に伝わるような具体例を、すぐに思いつくようにしておくことが有効である。

出題の「自分の可能性」は、「自分が頑張ったこと」などとともに、小論文や面接で問われやすいものである。したがって、これらについては、あらかじめ400字程度の文章にまとめ、出題内容によって、具体例を挙げるなどして字数調節を行っておくとよい。

ここでは「自分の可能性」が問われているので、将来、自分がどのようなことを行えるかを述べる。「自分の可能性」について説得力を持たせるためには、これまでどのような経験をし、どのような成果を上げてきたかという具体例を挙げる。そのためには、困難に出会ったときや失敗をしたときなど、それらをどのように対処して成功したかを述べるとよい。つまり、当時の状況→困難、失敗→乗り越える→成功という流れである。

たとえば、体育会系の部活動では怪我をすることもあり、再び部活動に参加できるようになるまでに時間がかかることもある。そのような体験をした人は、怪我をするまでのポジション→怪我により受けたショック(復帰までに数ヶ月を要するとか、大会直前で出場できないなど)→リハビリなどを経て復帰したときの様子や気持ち(リハビリでの苦労や、復帰してから元の状態に戻るまでの苦労、再び参加できる喜びなど)→それらの経験を経て、自分にはどのようなことができるのか(困難があっても目標があれば乗り越えられる、困難に立ち向かうときでも前向きな気持ちでいられるなど)といった流れが考えられる。

模範解答例

私は、細かい作業が得意であるため、手先を生かした仕事において活躍できるという可能性が高いと思う。高校時代は地学部に所属し、活動していた地学室には20年前の先輩方が作ったというプラネタリウムがあった。プラネタリウムは、文化祭で人気の出し物であり、地学部員も文化祭前にはほとんどプラネタリウムの準備に時間を取られていた。そんな折に学校で火災があり、プラネタリウムが燃えてしまったのである。早速、新しいプラネタリウム作りが始まったが、星の数が多いところは、皆やりたがらなかった。そこで私はその部分の作業を率先してやり、完成させたのである。結果、新しいプラネタリウムは好評で、特に私の作業した部分の正確さは皆にほめられた。このような経験から、手先の器用さ、集中力には自信がある。口腔での作業は細かいものも多く、集中力を必要とし、神経を使うことも多いと思うが、私には自分を生かせる作業だと考えている。(384字)

日本大学

解　答

27年度

出題者のネライ

　受験生の理解力、論理の展開力を見る。

書き方のポイント

　日本は現在、超高齢社会となっており、今後も人口における65歳以上の高齢者の割合は高くなると考えられる。したがって、超高齢社会での歯科医療の役割については、今後も問われる可能性が高いと考えてよいだろう。

　高齢者とは、65歳以上の人を指す。高齢者が抱える問題としては、糖尿病など生活習慣病と呼ばれるものの発症や、病気になりやすいこと、病気や怪我によって体の自由が奪われやすいことなどが挙げられる。これらの問題は「健康寿命」を短くする可能性が高い。

　「健康寿命」と「平均寿命」の差を縮めるためには、「健康寿命」を延ばしていくことが重要である。そのためには、高齢者ができる限り自分の体で、生活上のさまざまな行動を自力で行うことができるようにする必要がある。つまり、それは体の自由を保つことであり、歯科医療で言うと、できる限り多くの歯を残し、自分の歯で食べ物を噛んだり、明瞭な言葉で話したり、大きな声で笑ったりといったことができるように努めることが大切なのである。高齢者がたくさんの自分の歯を保つには、それまでの期間に、こまめに口腔ケアを行って、虫歯や歯周病を防がなければならない。

　また、近頃は、自分の歯で噛むことで、脳が刺激されて活性化するとも言われるようになってきた。さらには、高齢者の死因の一つである誤嚥による肺炎は、口腔ケアにより口の中をきれいに保つことで防げると考えられており、口腔ケアが高齢者の命に関わるものでもあることがわかってきている。

　これらのことから、超高齢社会での予防医療を前提に、歯科医師の役割を考えるのがよいだろう。

模範解答例

　高齢者が多い社会での歯科医師の役割は、より多くの人に口腔ケアの重要性を知ってもらい、実際に口腔ケアを行ってもらうように導くことであると考える。なぜなら、健康寿命と平均寿命の差を縮小するためには、現在よりも健康寿命を延ばすことが大切だからだ。人々が口腔ケアを行うことにより、高齢者になっても自分の歯をより多く保つことができれば、食事や会話をより楽しむことができる。また、自分の歯で噛むことによって、脳が刺激されて活性化するとも言われており、脳の老化を防ぐのにも役立つと考えられる。さらに、高齢者の死因の一つである誤嚥性肺炎は、口の中を清潔に保つことで防ぐことができるとも考えられており、口腔ケアが命にも関わる重要なものであることがわかる。口腔ケアを行い、より身体を健康に保つことができれば、健康寿命が延び、高齢者のQOLが向上すると思う。しかし、現在は、歯科というと、虫歯の治療のために行く場所と考えている人も多く、口腔ケアの重要性は十分には知られていない。よって、これからの歯科医師は、口腔ケアが、自分の健康寿命にも大きく関わってくることを説明して、その重要性を理解してもらうことが大切であると思う。このようにして、より多くの人が口腔ケアを習慣として行えるよう、手助けをしていくことが必要であり、今後の歯科医師にとっての役割であると考える。(568字)

日本大学松戸歯学部

解 答

27年度

出題者のネライ

文章の構成力、テーマの設定力を見る。

書き方のポイント

社会で話題となっている用語については、小論文で問われる可能性がある。日頃から新聞を読んだり、ニュースを見たりして、効果や問題点を確認し、自分の考えをまとめておく必要がある。

フリーターとは、学校を出てから、非正規雇用で働き生計を立てる人を指す。今日、非正規雇用者が増え、長い期間、正社員ではない働き方で生活を支えている人が増えてきた。ここで問われている「若者のフリーター化」とは、働く意志はあるのに、正社員ではない働き方を余儀なくされている若者が増えたということである。

フリーターが増えた原因として、企業が非正規雇用者の採用を積極的に行ったという雇う側の理由と、同時に、どのような企業に就職しようか迷っている若者や、希望する職種に就くために、安易に妥協しない若者が非正規雇用になるという、雇われる側の理由も聞かれる。

正社員とフリーターについて、どちらの働き方がよいか悪いかということは一概に決められない。しかし、受験者が働くことに対して、それぞれに抱える思いはあるのではないか。たとえば、正社員となることで企業に対する愛社精神が高まり、より一層企業の発展に尽くすことができると考え、そういう働き方をしたいと望む人もいるだろう。また、必ずなりたい職業に就くまでは、非正規雇用という働き方で生計を立てたいと思う人もいるだろう。

このように、さまざまな考え方をする人がいることを想像したうえで、自分の考えをまとめるとよい。フリーターという働き方の善し悪しではなく、さまざまな考え方がある中で、自分はどう考え、どのように行動したいかを述べるという構成でまとめるのがよいだろう。

自分の望む行動については、歯学部の入試問題であることをふまえて書く必要がある。たとえば、自分は歯科医師となってどのように行動したいか、その行動は、どのような考えに基づいているか、という内容につなげていくようにしたい。

模範解答例

若者が非正規雇用で働く理由には、さまざまなものがあると考えられる。中でも、企業が非正規雇用に力を入れたという理由と、どのような職業に就くか迷っているうちに、正社員として就職する機会を逃し、フリーターになってしまったという理由が挙げられる。後者の他に、希望の職業に就けるまでは非正規雇用で働き、生計を立てるという人もいる。私は、働き方が多様化した結果、さまざまな理由で職業を選べる時代になったという側面があると思う。できるだけ多くの若者が自分の望む職業に就けるとよいと思うし、その職業に挑戦するために勉強をし、非正規雇用を選んで働いている人も、頑張って夢を実現して欲しいと思う。なぜなら、私も、歯科医師になるという夢のために勉強を続けてきたからである。また、夢を実現したあかつきには、勉強していた頃の気持ちを忘れず、高い職業意識を持って働いて欲しいと思うし、私もそのように働きたいと考えている。(396字)

鶴見大学

解　答

27年度

┌ 出題者のネライ ┐

　受験生の理解力、文章の構成力を見る。

┌ 書き方のポイント ┐

　大学、特に私立大学には、独自の教育理念を掲げているところも多い。この理念に基づいた出題は想定しておくとよいだろう。これらの出題については、あらかじめ志望大学のホームページを見て、どのような教育を重視しているかをおさえておくと、入試当日、落ち着いて解答することができる。

　さて、問題となっている「惠愛を敦くし、以って醫の心と爲す」について、それぞれの語の意味は以下の通りである。

　惠愛＝思いやりを持ち、愛すること。

　敦くする＝重んじる。

　醫＝医の旧字体。

　爲＝為の旧字体。為すとは行うこと。

　これらの語の意味から、「思いやりや愛情を重んじ、そのことを医療で大切にする気持ちとする」という意味の言葉と言えるだろう。

　鶴見大学歯学部では、偏りなく学び、総合的な歯科医療を行える人材育成に力を入れている。総合的な歯科医療とは、専門分野に偏らず、患者が抱える口腔内の問題を、家族や地域性も含めて総合的に考え、対処する医療であることが、ホームページの歯学部長挨拶からもうかがえる。カリキュラムなどとともに、受験前に一度確認しておくとよいだろう。(鶴見大学歯学部ホームページ http://dent.tsurumi-u.ac.jp/)

　これらのことをふまえて、言葉の解釈や歯科医師を含めた医療人のあるべき姿について記述する。

┌ 模 範 解 答 例 ┐

　私は、「惠愛を敦くし、以って醫の心と爲す」とは、「思いやりや愛情を重んじ、そのことを医療で大切にする気持ちとする」という意味だと考える。医療人として、知識や技術はもちろん必要だが、医療を受ける患者さんが感情を持った人間であることを忘れないようにすることも重要なことだと思う。私も歯の治療で歯科医院を訪れたことがある。まだ子どもだったせいもあるが、まず歯科医師がなじみやすい人か、私の気持ちに寄り添ってくれる人か、といった人間性について気になったことを覚えている。そこから信頼関係が生まれ、安心して治療に取り組み、痛みを伴う治療も耐えられたように思う。このように、医療人の知識や技術は、患者との信頼関係があって初めて役立つものだと感じている。患者の気持ちに寄り添うためには、患者がどのような環境で生活しているのか、家族や地域性などについても理解する必要がある。だから、自分の専門分野についてだけ学ぶのではなく、日頃からさまざまなことに興味を持ち、医療以外のことにも積極的に取り組んでコミュニケーション能力を鍛えることが、仕事にも役に立つといえる。これは、医療の現場でさまざまな技術を持った人とともに働くときにも重要な能力である。医療人は、このように、知識や技術だけでなく、コミュニケーション能力が高く、患者に寄り添うだけの心の広さと余裕がある人物であることが理想的だと、私は考えている。(592字)

愛知学院大学

解　答

27年度

前期試験A

出題者のネライ

文章の構成力、テーマの設定力を見る。

書き方のポイント

「未来の歯科医療」についてどう考えているかは、志望動機や理想の歯科医師像などとともに小論文や面接などで問われることが多い問題だといえる。とはいえ、今後の歯科医療はどのように変化するかとか、歯科医師に必要な資質は何か、歯学部でどのような教育が行われるかといったことは、何の予備知識もなくわかるものではない。そのため、あらかじめ、普段から歯学部あるいは歯科医療について調べ、さらに自分の意見も持っておく必要がある。

日本は超高齢社会に突入していることから、「未来の歯科医療」において、高齢者の口腔ケアが重要なものになってくることがわかる。口腔ケアが十分ではなく、早くに歯を失ったり、虫歯を放置しておいたりすると、食べたり話したりすることが十分に楽しめなくなる。そうなれば、その高齢者の生活の質（QOL）が低くなってしまう。したがって、「未来の歯科医療」では、高齢者となる前から口腔ケアを心がけ、生活の質をできるだけ長い間高く保てるようにすることが望まれる。

また、高齢者の死因の一つでもある肺炎が、口腔ケアをすることで減るものであることや、噛むことが脳に刺激を与え、脳の老化を遅らせるとも言われている以上、歯を失わないようにする予防医療が中心になってくることは明白である。

このように、超高齢社会の中で、歯科医療はどのような役割を担うことができるかを中心に考えていくとまとめやすくなる。

模範解答例

日本は現在、超高齢社会に突入している。つまり、人口における高齢者の割合が高いということだ。高齢者とひとことで言っても、「お年寄り」という呼び方がふさわしくないほど元気な人も多い。そのような人は、よく食べ、よく話す人が多いように感じる。食べたり話したりするためには、歯が不可欠である。入れ歯を使うという方法もあるが、なるべく自分の歯で噛んだほうが食事もおいしく感じられるという話をよく聞く。また、自分の歯で噛むという行為が、脳を刺激し、活性化させ、老化を遅らせるということも言われている。高齢者がより多くの自分の歯を保っていることは、その人が高い生活の質を保って生きるためには重要であることが、これらのことからわかる。そのため、これからは、自分の歯で元気に食べたり話したりできるように、高齢者となってもより多くの歯を保てるような方向に進むのがよいと思う。そのためには若い頃から口腔ケアを行って、虫歯や歯周病の予防に努めるのがよく、歯科医療においても、予防医療を重視した状況になることが望ましい。口腔ケアには、歯を保つだけでなく、高齢者の死因の一つともなっている誤嚥による肺炎を防ぐ役割もある。この点から考えれば、歯科医療において予防医療を行うことは、その人の命を守ることにもつながっていく。今後は、予防医療の重要性を患者に説明し、より多くの人が口腔ケアを行うことができるような環境作りが重要である。（598字）

福岡歯科大学

解　答

27年度

試験A

| 出題者のネライ |

受験生の読解力を見る。

| 書き方のポイント |

　この文章では、名前にはどのような意味があるのかということを述べている。それをふまえて、下線部の著者の意図を考えるというものである。もちろん、歯学部の小論文である以上、医療人や歯科医療にからめて文章を書く必要がある。

　まず、（中略）までの内容を見てみよう。赤ん坊にとって、「一番繰り返し聞く単語」が名前だという。そのような名前について、著者は「特別な言葉」と表現している。どのように特別かというと、「自分のために……認識する」という部分に書かれているとおり、人生の中で自分のものとして名乗ったり、呼ばれたりする言葉なのである。このような言葉は名前だけだと言っている。

　次に、名前について、「持ち主に与えられた美しい祈りである」という。この段落では、「美しい祈り」の内容を読み取ることが重要であるが、「若き日のあなたのご両親が」で始まる一文を読むと、名前には、親などが子どもに対して祈りを込めてつけたものだということがわかる。名前を名乗るたび、あるいは、呼ばれるたびにその祈りが繰り返し唱えられているということになる。つまり、この文章での名前とは、ファーストネームのことである。

　では、（中略）以降の内容を見てみよう。「美しい祈り」とは名前を名乗ったり、呼ばれたりすることであるから、大人になると自分の名前（ファーストネーム）で呼ばれることが少なくなると述べている。著者は介護センターではファーストネームを呼んでもらえないのではないかと考えている。

　著者が考える名前とは、名付け親の祈りがこもったものであり、本人や他者の口から発音されるたびに、名付け親の祈りが繰り返されるものである。名前には、多くはその人が幸福に過ごせるようにという祈りが込められているのであろう。したがって、名前を呼ぶことで、かけがえのないその人を尊重し、幸せを祈ることになる。

　これらのことをふまえて下線部を考えると、介護関係者の人がクライアントをファーストネームで呼ぶことで、クライアントを尊重することになり、クライアントも、尊重されていると感じることができるという意味であるとわかる。

　これをふまえて、医療人が患者を尊重することの重要性を述べるとよいだろう。

| 模範解答例 |

　著者は、ファーストネームを、両親の祈りがこもったものであり、名乗ったり呼ばれたりするたびに、その祈りが唱えられるものだと考えている。つまり名前を呼ぶことで、相手を尊重し、その幸せを祈ることになるというのだ。どのような立場にある人も名前を持っている。名前は著者が述べる「美しい祈り」であるために、特別な愛着があるものだと考えられる。高齢者になっても名前が「美しい祈り」であることに変わりはない。祈りのこもった名前を呼ばれることで、高齢者も自分が尊重されているように感じるのではないか。日本は現

在、超高齢社会である。高齢者にとって「美しい祈り」がもらえる機会が減っているとすれば、人口の多くを占める人々が、自分を尊重されていないと感じている可能性が高まる。私は、自分が尊重されているという意識は、自信を持ったり、何事にも積極的に取り組んだりするのに必要なものだと思う。医療の現場でも同じだと考えられる。たとえば、医療人が患者である高齢者を名前で呼ぶことでどのような効果が期待されるだろうか。名前を呼ぶことで、その医療人が患者を尊重する気持ちを伝えられる。そうすれば、患者も医療人への信頼感が高まり、より積極的な気持ちで治療に臨めるのではないか。そのような気持ちが治療の効果を高めることも考えられる。もし、高齢者がより健康で快適に、生きがいを持って生活できれば、健康寿命を延ばすことにつながり、高齢者の QOL を高く保つうえで役立つ。これから先、より増えると思われる高齢者が、健康で日々の暮らしを楽しめるためには、医療人が患者に寄り添い、その気持ちを、患者の名前を呼ぶなどの行為で明確にすることも重要だと思う。(699字)

平成26年度

問 題 と 解 答

平成26年度

東京歯科大学

問題　26年度

(平成26年度　一般入試　Ⅰ期)

小論文問題

設問1　(ア)～(オ)の文章を並べかえ、つながりの良い文章にしなさい。

〈著作権保護のため、問題文を省略しています。〉

設問2　(A)～(E)に示した意味を適切に表している語を、下記から選び記号で解答欄に記入しなさい。
また、その語句がカタカナの場合は漢字を、漢字の場合は読みを書きなさい。

(A) 言い広めること。　(B) 落ちぶれること。　(C) 厳しく責めること。
(D) 威張って偉そうにすること。　(E) 心がけがよく、しっかりしているさま。

(ア) 凋落　　(イ) 尊大　　(ウ) フイチョウ　　(エ) カシャク　　(オ) ケナゲ

設問3　(A)～(E)の下線部の語のカタカナに該当する漢字を解答欄に書きなさい。

(A) 結婚式にショウ待された。　(B) ルイ似品が多くあった。　(C) 友人に便ギを図る。
(D) 性格が対ショウ的な友人が結婚した。　(E) 病人がハン送されてきた。

設問4　下に課題の図形を示す。この図形を見ていない人が同じように描けるように、120字以内で説明文を書きなさい。

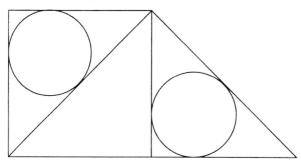

設問5　「スマートフォンの功罪」について、400字以内に自由に書きなさい。

日本大学

問題

平成26年度入学試験

小論文

26年度

古代ギリシア時代に「ヒポクラテス」が説いた医師の倫理感が、『ヒポクラテスの誓い』として現在まで受け継がれています。その中には、病める人のためにすべてを捧げる奉仕の精神が述べられており、医療人としての心構えを教育するうえの基本とされています。大学病院などに「ヒポクラテスの木」(プラタナス；和名スズカケの木）が植樹されているのはそのためです。

医療における倫理感に関して、歯科医師がとるべき医療現場での具体的な行動について、あなたの考えを述べなさい。(600字以内)

日本大学松戸歯学部 問題 (3)

日本大学松戸歯学部
問題　　　　　　　　26年度

平 成 26 年 度 入 学 試 験　　小　　論　　文

受　験 番　号		氏 名	

※_____　　　　　　　　　　　　※_____

※印の欄には何も記入しないこと。

※_____

脱原子力発電について、あなたの考えを述べなさい。

（横書き，300字以上 400字以内）

評 点	※

鶴見大学

小論文

問題

26年度

今後、歯科医師にとって重要なことは何か記述しなさい。

六百字以内　五十分

愛知学院大学

問題

26年度

《歯学部》前期試験A　2014.2.3

（次のテーマについて600字以内で記述しなさい。）

※論評の欄には記入しないでください

論題

歯科医師として最も重要な能力は、如何なるものであると考えていますか？

大阪歯科大学

問題　　　　　　　　26年度

受験番号

大阪歯科大学　平成26年度　一般入学（前期）試験

〔小論文テーマ〕　時間４０分 ： 400字以内にまとめなさい。

◆　あなたにとって「歯科医師」という職業は、どんな点に強み・価値を感じますか。また、その理由も合わせて述べなさい。

東京歯科大学

解 答

26年度

I 期

出題者のネライ

文章の構成力、テーマの設定力を見る。

書き方のポイント

現代社会でよく使われるものや、話題となっているものの中で特に功罪が問題になるものについては、小論文で問われる可能性があるため、日頃から新聞を読んだりテレビニュースを見たりなどして、利点や問題点を理解しておく必要がある。

また、「○○の功罪」といった小論文の場合は、利点を挙げる際に、問題点にもつながるものを挙げておくと、文章を構成しやすくなる。

今回、出題されたスマートフォンは最近になって普及したものであり、若年層を中心に、持ち歩く人が多くなったものである。画面を触るだけで操作ができたり、従来は、パソコンで見るのが一般的であったインターネット上の情報が見られたりという点が支持され、普及したと考えられる。特に、情報については、画像や動画といったものも見やすくなり、得られる情報の幅が広がったといえる。そのほかにも、無料で使えるアプリケーションなども多数あり、多くの人が利用している。

このように便利なスマートフォンだが、次のような問題点もある。

たとえば、使いたいと思ったときにいつでもどこでも使えるため、移動の最中もスマートフォンを操作する「歩きスマホ」で事故を起こしたり、アプリケーションを利用したことで、個人情報が流出してしまう場合もある。使い方によっては、利用者が写真を撮った場所などが特定されてしまうという、個人情報についての問題もある。

これらの利点、問題点を理解した上で文章を書く。その際、「便利な点は○○だといえる→その反面、この○○が次のような問題を引き起こしている」といった流れにすると書きやすい。

模範解答例

スマートフォンの便利さは、従来の携帯電話と変わらない大きさなのに、パソコンで見るようなインターネット上の情報が得られることにある。スマートフォンの登場により利用者は従来の携帯電話を使っていたときよりも膨大な情報を手元で見られるようになった。しかし、手元で手軽に情報を得られることは、別の問題点も生んだ。それは、移動しながらスマートフォンを操作する人が多くなったことである。現在、問題となっている「歩きスマホ」はその代表的なものだ。歩きながらスマートフォンを使用することで、他人にぶつかる人、駅のホームから転落したりする人までいる。歩いているときだけでなく、自動車の運転中や自転車に乗りながら使用するのは危険だと考えられる。このように、便利な道具を使っていて、自分や他人がけがをしたり、事故に遭ったりするのは残念なことだ。スマートフォンは、利用者自ら、使用する場面に気をつける必要があると思う。（396字）

日本大学

解　答

26年度

A方式

出題者のネライ

テーマの設定力を見る。受験生の論理の展開力を見る。

書き方のポイント

『ヒポクラテスの誓い』とは、医師の倫理観について、紀元前のギリシャにおいて神に誓われたものである。この誓いは、患者の利益となる治療を行うこと、守秘義務などが述べられており、現代にも通用する内容である。ヒポクラテスは「医学の祖」と称される人物で、この誓いは、医学部の卒業式などで誓われる場合も多いので、インターネットなどで内容を調べておくとよいだろう。

人の肉体に触れ、その病を治したり、状態をよくしたりする医療関係の仕事は、直接的に患者の健康に関わり、生活の質にも関係するものであるから、倫理観が重要であることは言うまでもない。歯を抜いたり、口腔に関係するケアを行ったりするのは歯科医師であるが、実際にその仕事の成果を感じるのは患者である。したがって、患者を人間として尊重し、その意見や、気持ち、希望、生活上重視していることなどを理解して、患者が納得するような治療を行う必要がある。

患者と話し合う中で、患者のさまざまな事情を知る場合もあると考えられるが、知ったことは治療法を選ぶ際の参考にする以外に、たとえば、他者との話題として挙げるなどといったことは避けなければならない。これは、歯科医師が患者から信頼されるためには欠かせないことである。

このようなことを理解し、歯科医師が医療現場でどのような行動をとるべきかを考える。たとえば、むし歯の治療などでは、抜く必要がない歯、つまり、まだケアをしながら使うことができる歯を抜かないといったことが考えられる。また、自分が十分に技術をもたない治療を行わないことも考えられる。たとえば、新しい技術で、まだ自分に経験が浅く、十分に習得したとは言えない治療を行うと、思わぬ失敗を招く場合がある。この場合に、不利益を被るのは患者であり、患者はその不利益と、場合によっては生涯付き合わなければならなくなるのである。そのため、そのような技術をうかつに使わないことも歯科医師がとるべき行動の一つだといえる。

模範解答例

私は、歯科医師がとるべき医療現場での行動は、患者の利益を第一に考えることだと思う。歯科医師の仕事の成果を直接感じるのは患者だからだ。患者が治療してよかったと思える治療を行うためには、まず、患者の意見や希望、どのような気持ちであるか、どのような事情があるかなどを聞いて、それに沿った治療を提案する必要がある。その中で、患者のさまざまな事情を知ることになるが、その事情は治療を選ぶときに生かすのみで、他のことに使わないようにしなければならない。秘密を守ることは、患者の健康に関わる仕事をする者にとって当然のことであり、秘密を守ることで、患者も歯科医師を信用してくれると思うからだ。

信用してもらえなければ、肝心なことを言ってもらえなくなるなどして、次回の治療に支障をきたす場合もあることから、歯科医師がとるべき行動として最も重要なものの一つだと考える。また、歯科医師は、自分が十分に習得していない治療法について、行うべきではないと思う。患者がその治療法を望む場合には、十分習得している他の歯科医師を紹介する必要がある。よく習得していないのに治療を行えば、失敗などして、患者の不利益になる可能性が高い。患者は新たな治療が行われるまで、その不利益の中で生活しなければならなくなってしまう。場合によっては、患者にとってその期間が生涯にわたる可能性があるため、歯科医師の責任は重大だと考えている。(591字)

日本大学松戸歯学部 解 答

26年度

A方式　第1期試験

出題者のネライ

文章の構成力、テーマの設定力を見る。

書き方のポイント

2011年3月11日の東日本大震災では、福島第一原子力発電所において事故が起き、放射性物質による汚染が発生した。このことをきっかけに、原子力発電に頼らない発電を望む声が高まっている。では、原子力発電に頼らない発電とはどのようなものか。たとえば、従来の火力や水力による発電のほか、風力や太陽光、地熱などを使った発電が考えられる。特に、風力など再生可能エネルギーを使った発電を新エネルギーといい、今後の活用が期待されている。再生可能エネルギーとは、自然から生まれる力を利用して電気を作ることを言うが、詳しくは、経済産業省資源エネルギー庁のホームページ内「なっとく！再生可能エネルギー」（http://www.enecho.meti.go.jp/category/saving_and_new/saiene/）などで知ることができる。

さて、原子力発電所での事故を受けて、なぜ「脱原子力発電」が叫ばれるようになったか考えてみよう。この発電所では、核燃料が融解し、メルトダウンなどの重大事故や、建屋の損壊といったことが起きた。そのため、放射性物質が放出され、周辺地域が汚染されるなどの被害をもたらしたのである。福島第一原子力発電所の周辺地域では、多くの住民が避難を余儀なくされ、2014年現在も避難生活をしている住民が少なくない状況である。原子力発電所の事故によって、このような被害が出ると知ったことが、「脱原子力発電」に注目が集まる理由の一つである。また、事故当時のニュースなどから、一度コントロールが難しい状態になると、原子力発電所は重大な事故が起きてしまうということに気づいた人も多かっただろう。そのような、人間がコントロールすることが難しい技術を使うことの危険性も、人々が「脱原子力発電」に魅力を感じる理由の一つと考えられる。

これらの点をふまえ、「脱原子力発電」についてどう考えるか、今後のエネルギーの開発はどのようにしていくのがよいかを述べるようにする。

模 範 解 答 例

2011年3月11日の東日本大震災の際の、福島第一原子力発電所における事故以来、原子力に頼らない発電が注目を集めている。この事故では、原子力発電は一度コントロールが難しい状態になると、重大な事故を起こしてしまう可能性が高いことがわかった。また、今回は、事故による放射能汚染によって、多くの人が避難を余儀なくされている。私は、事故や事故後の状況から、人間がコントロールすることが難しいものは使用を避けるべきだと思う。そのためには、再生可能エネルギーのような、自然から生まれる力を利用して発電するのがよいと思う。しかし、それらのエネルギーも、人間がコントロールすることが難しく、重大な事故を引き起こす可能性が高い場合には、使わないようにする覚悟が必要である。これから、より多くの電力を必要とする社会になっていくかもしれないが、重視しなければならないのは人命であることを忘れてはならないと思う。（394字）

鶴見大学

解　答

26年度

1期（1月27日）試験

出題者のネライ

　文章の構成力、テーマの設定力を見る。

書き方のポイント

　志望動機や、理想の歯科医師像などと共に、歯科医師に必要な能力はどのようなものかということは、小論文や面接などで問われることが多い問題だといえる。

　歯科医療においては、インプラントなど、比較的最近注目されるようになった治療などもあり、歯が欠損した場合の治療の幅が広がっていると考えられる。そのため、患者への説明も複雑になっているといえる。このことは、今後、再生治療など、新しい治療法が普及する度に、より複雑になっていくといえるだろう。また、以前は虫歯を治すために歯科医院を訪れる人も多かったが、口腔ケアなどが注目されるようになってきたため、今後は、患者の抱える問題が多様化する可能性がある。

　このような今後の歯科医療について考えた上で、歯科医師に必要な資質を調べておくとよいだろう。

　歯科医療に関係する技術が進歩する中で、患者の多様化、治療の多様化が考えられるとすると、歯科医師にとってこれまで以上に重要になるものがいくつか挙げられる。たとえば、①新しい技術や知識を身につけること、②患者がどのような問題を抱えているか見極める能力、③患者が納得できる治療を職場の仲間たちと協力して達成することなどである。②・③については、コミュニケーション能力が重要な役割を果たすと考えられる。

　これらのことをふまえて、歯科医師が仕事をする上で、より重要になることを記述する。

模範解答例

　私は、今後の歯科医師にとって重要なことは、新たな知識や技術を積極的に学ぶ力と、コミュニケーション能力だと考える。なぜならば、現在でもインプラント治療が行われるようになったことなどから、歯科医師は知識や技術、患者や、共に仕事をする人とのコミュニケーションが、より必要となっていると思うからである。今後、さらに新しい治療が行われるようになれば、その治療を求める患者に対して十分な治療が行えるように、日頃から勉強し、知識を増やし、機会を見ては技術を身につけておく必要があるのである。ただし、患者が常に最先端の治療を求めているとは限らない。歯科医師は、患者が求める治療とはどのようなものなのかを見極め、歯科技師などと協力して治療を行わねばならないという点においても、コミュニケーション能力が欠かせないと思う。また、患者が治療に納得したとしても、治療に伴う痛みなどについて不安を感じている場合もある。そのような場合、患者の気持ちに寄り添い、より安心して治療を受けられるような環境を整えるためにも、コミュニケーション能力は重要である。さらに、最近では口腔ケアが注目され、歯科医院に来院する患者が虫歯の治療が目的ではない場合も考えられる。このような場合でも、患者が何を求めて来院したのかを知り、納得できるようなケアを行うためには、口腔ケアに対する知識や技術、コミュニケーション能力が役に立つと考えられる。（595字）

愛知学院大学

解　答

26年度

前期試験

出題者のネライ

文章の構成力、テーマの設定力を見る。

書き方のポイント

歯科医師を志す以上は、自分に適性があるかどうかも考慮した上での受験だと考えられることも多い。そのため、あらかじめ、どのような能力が必要なのか、調べておく必要がある。たとえば、私立歯科大学受験情報（http://www.shikadaikyo.or.jp/）では、歯科医師の仕事の内容や、仕事で求められる資質などがまとめられているので、見ておくとよいだろう。

歯学部は入試のときだけでなく、その後の学生生活や、国家試験のための受験勉強などの度に、知識や技術を身につける必要があり、まじめに学ぶ姿勢が必要になってくる。また、与えられたものを覚えたり理解したりするだけではなく、自分から疑問点などについて学ぼうとする姿勢も重要である。

実際に歯科医師となってからは、治療に対する責任感はもちろん、これから治療が多様化すると考えられる中で、人の命を大切にする気持ちや、患者の意見を聞いたり、不安に寄り添ったりするといったコミュニケーション能力も、これまで以上に重要なものとなってくるだろう。

問題では、「最も重要な能力」が問われているので、これらについて全部触れるのではなく、自分が最も重要だと考える能力について取り上げるようにする。全体としては、最も重要な能力はどのようなものか→そう考える理由は何か→自分が目指す歯科医師はどのようなものか、という流れで書くと、まとまりやすい。

模範解答例

私は、歯科医師として最も重要な能力は、コミュニケーション能力だと思う。もちろん、歯科医師にとって、知識や技術は重要である。しかし、歯科医師は、患者、そして、歯科技師、歯科衛生士など、さまざまな人と関わることになる。コミュニケーション能力がなければ、共に仕事をする人との関係がうまくいかず、患者が納得できるような治療ができなくなる可能性も考えられる。また、患者とのコミュニケーションは最も重要な仕事の一つである。治療を受けるのは患者であり、患者はどのような目的で、どのような治療を受けるのか、納得できるまで説明を受ける権利がある。そのような説明をするときにも、どのように言えば患者に伝わりやすいかを考えるなど、コミュニケーション能力が必要になることが多い。同時に、患者が治療に納得したとしても、治療を受けるときの痛みや恐怖など、不安を抱えていることも多い。そういった患者の気持ちにも寄り添うことで、より安心して治療を受けてもらうことができると思う。歯科医師は、患者の口腔ケアの力となることで、患者が生活の質を向上させる手伝いをするのが仕事だと、私は考えている。今後は、他の病気との関係などから、口腔ケアがいっそう注目されるようになる可能性がある。そのため、患者の状況や気持ちを理解し、安心して治療を受け、生活の質を向上させられるよう、相手の立場で考えられることが重要である。（586字）

大阪歯科大学

解　答

26年度

前期試験

出題者のネライ

　文章の構成力、テーマの設定力を見る。

書き方のポイント

　志望動機や、理想の医師像をまとめるためにも、歯科医師の仕事について調べておくとよい。たとえば、私立歯科大学受験情報（http://www.shikadaikyo.or.jp/）では、歯科医師の仕事の内容や、仕事で求められる資質などがまとめられているので、見ておくとよいだろう。
　ところで、今日、歯科医師の仕事の内容は、以前に比べてより幅広くなっているといえるだろう。たとえば、むし歯の治療だけではなく、歯周病の治療、歯列矯正、口腔がんの手術、高齢者の口腔ケアなど、さまざまな仕事が挙げられる。また、舌やあごの具合を診るなど、歯科医師が目を配らなければならない範囲は、歯や歯茎にとどまらない。口腔の健康に関わる範囲はすべて関係があると考えてよいだろう。
　さらに、再生医療の研究が進歩し、患者自身の歯を再生する治療などが始まれば、より仕事内容は増えると考えられる。今日、失われた歯の代わりに、義歯などを使っている人も多いが、それが自然な自分の歯に代わる時代が来るかもしれない。
　また、口というのは、人間が生命維持に必要な食事をするために欠かせない部分であり、口腔内の問題がその人の健康状態を左右するといっても過言ではない。たとえば、高齢者に嚥下障害がある場合、口腔ケアをすることで、誤嚥時に肺炎になる可能性を減らすことができたり、糖尿病患者に歯周病の治療を行うことで、血糖コントロールに役立つ可能性があったりといったことを考えると、健康維持のために、歯科医師の力が欠かせないことがわかるのである。
　これらのことをふまえて、歯科医師という職業の強みや価値をつかむようにする。最初に、歯科医師の強みや価値を述べ、その理由について、高齢者の嚥下障害や、糖尿病患者の場合など、具体例をともなって書くと、説得力のある文章になる。

模　範　解　答　例

　私は、「歯科医師」という職業は、口に関係するすべてが専門分野であるという点に強みや価値を感じます。なぜならば、人間は栄養をとらなければ生きていくことができないため、食事の際に使う口は生命維持のために最も重要な部分の一つであるからです。つまり、口腔全体の状態をよくすることで、患者の健康状態をよりよくすることも可能だと考えられます。たとえば、今日、糖尿病と歯周病の関係が注目されていることが挙げられます。これは、糖尿病患者が歯周病の治療をすることで、血糖コントロールに役立つという報告によります。その理由として、歯周病によって抑制されていたインスリンの機能が改善される可能性があり、また、歯を健康に保つことで健康的な食事をとれることなどが、血糖コントロールに役立つためとも言われています。このように、歯科医師には患者が健康に生活するために必要な存在であるという強みや価値があると感じます。（393字）

平成25年度

問 題 と 解 答

平成25年度

日本大学

問題

25年度

平成25年度入学試験
小論文

　近代歯科医学の黎明期である明治時代、歯科のあり方についての論争がありました。歯科は医学の一分科であり、医師の資格を得たうえで歯科診療を行うべきとする「医歯一元論」と、歯科の特殊性から歯科技術の修得に専念すべきとする「医歯二元論」の2つの見解からの論争です。現在のわが国の制度は、「医歯二元論」に則って、医学部と歯学部とは別になっています。しかし、高齢化社会となった今、糖尿病や心疾患などの全身疾患を持つ方の歯科治療の際、歯科医師が十分な医学的知識を持ち、医師と連携して診療に臨むことが要求されるようになりました。
　歯科医学を単に歯や口腔だけに留めず、全身との関連において系統的に学ぶことの重要性が高まってきていますが、将来の歯科のあり方について、「医歯一元論」と「医歯二元論」の観点から、あなたの考えを述べなさい。（横書き：600字以内）

日本大学松戸歯学部
問題

25年度

平 成 25 年 度 入 学 試 験　　小　論　文

受　験番　号		氏名	

※＿＿＿＿＿＿＿　　　　　　　　　　　　　　　　　　※＿＿＿＿＿＿＿

※印の欄には何も記入しないこと。

※＿＿＿＿＿＿＿

少子高齢社会における歯科医療の役割について、あなたの考えを述べなさい。

（横書き，300字以上400字以内）

東京歯科大学

問題　25年度

受験番号	一般（Ⅰ期）	センター（Ⅰ期）	氏名	

（平成 25 年度　Ⅰ期）

注）一般（Ⅰ期）、センター（Ⅰ期）　併願者はそれぞれの受験番号欄に番号を記入すること。

小 論 文 問 題

設問1　（ア）〜（オ）の文章を並べかえ、つながりの良い文章にしなさい。

　　　〈著作権保護のため、問題文を省略しています。〉

設問2　（ア）〜（オ）の文章を並べかえ、つながりの良い文章にしなさい。

　　　〈著作権保護のため、問題文を省略しています。〉

設問3　次の1〜10の語句の読みをひらがなで書き、対義語を（ア）〜（コ）から1つ選び記号で答えなさい。

　　1．合 成　　　　2．光 明　　　　3．軽 率　　　　4．勤 勉　　　　5．帰 納
　　6．高 尚　　　　7．虚 弱　　　　8．衰 亡　　　　9．容 易　　　　10．隠 蔽

　　（ア）慎 重　　　　（イ）怠 惰　　　　（ウ）演 繹　　　　（エ）暗 黒　　　　（オ）暴 露
　　（カ）興 隆　　　　（キ）分 解　　　　（ク）低 俗　　　　（ケ）強 健　　　　（コ）困 難

設問4　次の1〜10の語句の読みをひらがなで書き、意味を（ア）〜（コ）から1つ選び記号で答えなさい。

　　1．満 悦　　　　2．懐 柔　　　　3．償 却　　　　4．崇 高　　　　5．惰 性
　　6．体 裁　　　　7．安 息　　　　8．反 目　　　　9．示 唆　　　　10．真 摯

　　（ア）手なずけること。　　　（イ）外から見た様子。　　　（ウ）満足して喜ぶこと。
　　（エ）気高くて尊いこと。　　　（オ）仲が悪く、対立すること。
　　（カ）まじめで、ひたむきなこと。　　　（キ）借金などをすっかり返すこと。
　　（ク）今まで続いてきた習慣や癖。　　　（ケ）それとなく物事を示し教えること。
　　（コ）心身を安らかにし、静かに休むこと。

設問5　「私がｉＰＳ細胞に期待すること」と題して、400字以内で自由に述べなさい。

明海大学

問題

25年度

2013年度　明海大学歯学部一般入学試験Ａ日程小論文課題

※

受験番号　　　　　　　　　　氏名

次の事例を読み、設問に答えなさい。

【事例】

　２台の車が正面衝突した。一台には男性Ａと女性Ｂが乗っていた。男性Ａは18歳で無職、女性Ｂは17歳でフリーターである。もう一台には男性Ｃ、女性Ｄと男児Ｅが乗っていた。男性Ｃは67歳で会社社長、女性Ｄは57歳で専業主婦、男児Ｅは３歳で男性Ｃと女性Ｄの孫である。衝突の原因は男性Ａのスピードの出し過ぎによるものである。５人とも重傷で、治療の緊急度は同等である。病院に運べる救急車は１台しかなく、同時に２人しか搬送できない。

設問

　この事例の設定条件で、誰と誰を優先的に救急車で搬送するか。さまざまなケースを想定して、搬送する人とその理由を述べなさい（例：１．男性Ａと女性Ｂを搬送する。その理由は……。２．女性Ｄと男児Ｅを搬送する。その理由は……。）。

明海大学　問題（5）

2013年度　明海大学歯学部一般入学試験Ａ日程小論文解答用紙

受験番号　　　　　　　　氏名

鶴見大学

問題　　小　論　文　　25年度

六百字以内　五十分

あなたは鶴見大学歯学部に入学が決まったら、どのような入学前、入学後の学習計画を考えて実行するか記述しなさい。

愛知学院大学

問題　　　　　　　　　　25年度

《歯学部》前期試験A　　2013.2.3　歯学部

学科　受験番号　氏名

（次のテーマについて600字以内で記述しなさい。）
※評価の欄には記入しないでください

論題　最近の医療技術の進歩を、貴方はどのように評価していますか？

100

200

300

400

500

600

※講評

評価

大阪歯科大学

問題

25年度

受験番号

大阪歯科大学 平成 25 年度 一般入学（前期）試験

〔小論文テーマ〕 ： 時間40分 ： 400 字以内にまとめなさい。

◆ あなたは、本学卒業後、歯科医師になってから、どんな夢や目標、あるいは大志を実現したいと思いますか。複数のイメージでも差し支えありません。できるだけ詳しく書いてください。

日本大学

解答

25年度

出題者のネライ

医療に関する考え、構成力、論理的文章力を見る。

書き方のポイント

問題文が長いので、そこにある様々な情報を整理した上で、自分の考えをまとめる。ポイントは、「医歯一元論」「医歯二元論」「高齢化社会」「医師との連携」などである。最終的には、「将来の歯科のあり方」を論じることが求められている。「現在のわが国の制度は、『医歯二元論』に則って、医学部と歯学部とは別になっています。」とあるので、この制度に対する賛否を起点として論を進めていくことができる。模範解答例では、この制度を許容した上で、専門が異なる他の「医師との連携」の必要性から、「チーム医療」へと論を発展させている。

「チーム医療」とは、専門の異なる医療従事者が対等に連携して医療行為を行うという方法である。従来、一人の医師が中心となって医療行為を行うために他の医師や看護師の知見や考えが十分に生かされなかったり、医療従事者間の連携の不備が原因で最善の医療が提供されなかったりすることがあったので、これを改めるための取り組みである。チーム医療は、現在の日本ではがんの治療に取り入れられているが、他の分野ではまだ十分に広がっているとは言えない。なお、チーム医療には、患者本位の医療の実現を目指すという理想がある。

「医歯一元論」と「医歯二元論」の対比をふまえて論じることは必要だが、その説明や、どちらを採るかということだけで論を終えてはならない。「将来の歯科のあり方」についての考えを述べるよう指示されているので、結論として、「自分の考える将来の歯科のあり方」を述べる。その際、「医歯一元論」と「医歯二元論」の観点と結びつけて結論を導く必要がある。文章の構成に配慮して、論理的に無理のない文章を書くよう心がけるとよい。

模範解答例

高齢化社会の進展に伴い、糖尿病や心疾患を持つ患者さんが歯科医療を受けるケースが増加することが予想される。どちらの場合も、それらの疾患のない患者さんの治療にくらべて、特有の注意が必要とされる。また、近年、「噛むこと」が生活習慣病や認知症などの予防に寄与するということが指摘されている。したがって、これからの歯科医療においては、歯科以外の分野の医師との連携が重要になってくる。だからといって、現在の「医歯二元論」に則った歯科医養成の課程をいきなり改めて、医学部と歯学部を統合するという考えには、私は賛成できない。医学全般の目覚ましい発達にしたがって、それぞれの研究分野は、今後いっそう細分化・尖鋭化していくと予想される。それに合わせ、医学部自体も幾つかの学部に分けた方がよいのではないかというのが、私の意見である。それよりも、実際の医療の現場において、専門の異なる医師がいかにスムーズに連携できるかが問題である。一人の歯科医が他の科の疾患についても万全の知識を持っているのは理想的ではあるが、実際には不可能なことであり、多くの分野の医師が自在に連携して一人の患者さんを総合的に治療していくこと、つまりチーム医療の実施の方が、はるかに現実的である。将来の歯科のあり方の一つとして、歯科医がチーム医療に積極的に参加することを挙げたい。そうすれば、結果的に医歯一元論の持つ理想も達成できると、私は考える。(597字)

日本大学松戸歯学部

解　答

25年度

Ⅰ　期

出題者のネライ

歯科医療についての考え、構成力、論理的文章力を見る。

書き方のポイント

　少子高齢化社会における歯科医療の役割についての考えを述べる問題である。ただ漠然と「歯科医療の道に進みたい」と考えるだけではなく、歯科医療と医療全体との関わりや、歯科医療と社会との関わりについて、日ごろから深く思いを巡らすようにしておきたいものである。そうでないと、小論文にそうした課題が出たときに対応できない。その場の思いつきでは、しっかりとした文章は書けないし、自分自身の学びも主体的なものにはならない。

　子どもの数が多く人口が増加していた高度成長期にあっては、子どもの虫歯の治療が歯科医療の大きな役割であったと思われるが、少子高齢化が進む現在の日本では、おのずから別の役割が期待される。今後は、増え続ける高齢者と歯科医療との関わりについて考えることが求められる。高齢者における歯科医療については、以下のような論点がある。まず、高齢者は、心疾患や糖尿病などの疾患を持つことが多く、そうした患者さんの歯科医療には、特別の注意が必要であることが挙げられる。また、満80歳で20本以上の歯を残そうという「8020運動」など、高齢になっても自分の歯で食べ物を食べることができるようにする取り組みもある。これに関連するが、「噛むこと」が生活習慣病や認知症の予防に役立つという近年の知見も、高齢者と歯科医療の関わりについて見逃せない論点である。

　しかし、指定の字数が「300字以上400字以内」と比較的少ないので、これらの論点を列挙するよりも、何か1点に絞って述べる方が適当である。また、「歯科医療」の役割を述べるにあたって、単に「大きな役割を果たす」という点だけを主張しても説得力は得られない。構成を工夫し、自分の主張の根拠として、歯科医療によってどのようなことが達成できるか、そして、それが少子高齢社会にどのようなメリットをもたらすかを示して、読者を納得させる文章にすることが大切である。

模範解答例

　少子高齢化が今後も進む日本では、高齢者の口腔のケアが歯科医療に大きな位置を占めることが予想される。高齢になると、残存歯の減少や唾液の減少による口腔乾燥といった原因から、「噛む力」が弱まっていく。近年、この「噛む力」が、生活習慣病や認知症の予防に資するということがわかってきている。また、自分の歯で噛んで食べることは、人間の根源的な喜びの一つだ。口を通してではなく、点滴や胃ろうによっても栄養分を補給することはできるが、食べる喜びを感じることはできない。このように大切な「噛む力」を保持するには、口腔のケアが不可欠であり、そのために歯科医療が果たす働きは大きい。日本は世界一の長寿国だと言われる。長寿を達成できたのは非常に素晴らしいことだが、次に求められるのは、高齢者が生き生きと健康に生きていける社会である。歯科医療は、そうした社会の実現のために、大きな役割を果たすことが期待される。（392字）

東京歯科大学

解　答（設問5のみ）

25年度

I　期

出題者のネライ

医学的知識の理解、文章力を見る。

書き方のポイント

iPS細胞とは、体細胞に数種類の遺伝子を導入して作り上げた細胞のことである。ES細胞と同様の分化万能性と、分化したあと分裂・増殖しても分化後の形質を保ち続ける自己複製能を持たせてある。京都大学の山中伸弥教授によって作られた。（山中教授は、この研究により2012年のノーベル生理学・医学賞を受賞した。）

今後、iPS細胞を使った臓器移植の実現が期待されるが、現時点ではまだ実用化には遠いのが現実である。マウスを使った実験では、iPS細胞がガン化したケースも報告されていて、リスクも残っているが、現在の臓器移植に比べると拒絶反応のリスクは少ない。また、自己の体細胞を使うため倫理的問題のいくつかが解消されるといった利点もあり、実用化への期待が高まっている。同じように分化万能性を持つES細胞が、受精卵を破壊しなければ作ることができないという倫理的問題を抱えているのに比べても、iPS細胞の倫理的問題は少ない。ただし、iPS細胞を使った不妊治療が確立すれば、同性愛者間での妊娠・出産が可能となるため、国によっては倫理的問題が全くないわけではない。

iPS細胞の研究・実用化において一般に最も期待されているのは、やはり心臓・肝臓・腎臓などの臓器移植への応用の可能性であろう。この点には、ぜひ触れたいものである。また、目の角膜・網膜などの再生医療の実現も期待されている。模範解答例では、歯の再生を話題にしている。現在のところ、歯はいったん失われた場合、決して再生できないものとされているが、もし、これがiPS細胞によって再生可能となれば、歯科医療の現実が大きく変化するはずである。必ずしも歯科医療と結びつける必要はないものの、やはり歯科大学の入試であり、できれば関連づけて論じたいところである。

模範解答例

iPS細胞とは、体細胞に数種類の遺伝子を導入して作り上げた、分化万能性と自己複製能を持つ細胞のことである。いずれは臓器をはじめとしたヒトの細胞を、本人の細胞を使って作り上げることができるのではないかと期待される。もしiPS細胞から心臓・肝臓などの臓器を作ることができるようになれば、他者からの臓器の提供を待つ必要もなく、拒絶反応のリスクも軽減する。また、他者からの臓器の提供を前提とした現在の臓器移植は、多くの倫理的問題を孕んでいるが、本人の体細胞から作られたiPS細胞による臓器の移植ならば、そうした倫理的問題のいくつかが解消されるはずだ。私が特に期待しているのは、歯の再生である。これまで歯の再生は夢物語だったが、iPS細胞は、理論上ヒトの体の全ての細胞に分化できるので、歯の再生も不可能ではない。もしこれが可能になれば、歯科医療の大革命が起きるはずだ。今後の研究の発展に大いに期待したい。（397字）

明海大学

解　答

25年度

A日程

出題者のネライ

救急搬送トリアージについての基本的な知識、想像力、文章力を見る。

書き方のポイント

日本における事故・災害時のトリアージは、基本的に負傷の程度によって決められる。ただし、この問題では「5人とも重傷で、治療の緊急度は同等である」としているので、それ以外の要因から、搬送の優先順位を決めなければならない。「さまざまなケースを想定して」と指示されているため、治療の緊急度以外に、搬送の優先順位が決まる理由を想像上で設定し、複数の解答を作ることが求められる。

事故の原因、負傷者の社会的地位などは優先順位に影響しない。（外国の軍におけるトリアージなどは、この限りではない。）よって、問題にある事故の原因や負傷者の職業などは原則として問題にしなくてよい。ただ、負傷者の年齢は優先順位に影響する。幼児・児童・高齢者など一般に抵抗力が弱い人は、優先順位が高くなる。模範解答例1は、この点を取り上げている。また、治療の緊急度は同等でも、他に疾患を持っていたりすると、搬送の緊急度が高まる。この点を取り扱ったのが、模範解答例2である。負傷の緊急度が同じでも、なんらかの事情で搬送が不可能な負傷者がいる場合は、ともかく搬送の可能な負傷者から搬送すべきであり、模範解答例3が、この点をふまえている。

模範解答例

1．男性Cと男児Eを搬送する。その理由は、高齢者と児童は、負傷に対する抵抗力が弱いと考えられるからである。救急車が現場に到着した段階で、5人は皆、車の外に出ていて、会話ができる状態であったが、全員が歩行困難な様子で、歩道に座りこむか横たわっていた。重症度は同じであったので、負傷への抵抗力が比較的弱いと考えられる人から搬送することにした。そこで、67歳の男性Cと、3歳の男児Eが選ばれた。2．女性Bと女性Dを搬送する。理由は、女性Bが妊娠中であること、女性Dに心臓の持病のあることが判明したためである。救急車が現場に到着した段階で、5人は皆、車の外に出ていて、会話ができる状態であり、全員が歩道に座りこんでいた。それぞれに持病など特別なことがないか尋ねたところ、前記の事実が判明した。そこで、女性Bの場合は胎児への影響を配慮し、女性Dの場合は負傷が心臓疾患を悪化させ不慮の事態に陥る危険性を配慮して、この2人を搬送することにした。3．男性Aと女性Bを搬送する。その理由は、この時点で搬送できるのが、この2人だけだったからである。救急車が現場に到着した段階で、男性Aと女性Bは車から外に出て歩道に座りこんでいた。一方、男性C、女性D、男児Eの乗った車は、事故のためドアが開かない状態に陥っており、3人は車の中から出られずにいた。救急隊員が確認したところ、もうすぐ別の救急車とレスキュー隊が到着する予定であることがわかった。そのため、現時点で搬送することが可能な男性Aと女性Bを先に搬送することにした。(649字)

鶴見大学

解　答

25年度

１期28日

出題者のネライ

大学生活にむけての意識、文章力を見る。

書き方のポイント

鶴見大学歯学部の「教育理念」として、「１創造性に富む総合的な歯科医療を実践し、地域医療に貢献する人」「２医療人としての人格を形成し、コミュニケーション力に優れ、他者を思いやる心を忘れない人」「３最新の歯科医学を求める研究心を持ち続け、国際的にも活動できる人」「４専門の知識だけでなく、幅広い教養を身につけた人」「５様々な局面における問題点を発見し解決する能力を持つ人」の育成を目指すことが挙げられている。以上の点を十分にふまえた上で、受験生自身が考える「入学前、入学後の学習計画」について述べればよい。模範解答例では、「英語力を高めたい」という内容が「教育理念」の３にある「国際的にも活動できる人」に通じ、「コミュニケーションのスキルを学びたい」という内容が、２の「コミュニケーション力に優れ」に通じている。

指定の字数が「600字以内」となっているので、だいたい「入学前の学習計画」について300字程度、「入学後の学習計画」について300字程度書くというのが、無難である。できるだけ歯科医療に関わる自分自身の将来像に結びつくような学習計画であることが望ましい。

だらだらと並立的にいくつもの計画を書き並べただけの文章は、好ましいものではない。それぞれの学習計画について、なぜそのような計画を考えているのか、きちんとした理由付けのある論理的な文章を書くようにしたい。

模範解答例

私は、鶴見大学歯学部に入学が決まった場合、入学前の学習として高校で学んだ英語の総復習に取り組むつもりでいる。大学生になると、英語の文献を読まなければならない機会が増えるだろう。そのとき、英語力が足りないために理解が行き届かなかったり誤解に陥ったりしたら、大学での学習に支障が生じる。そんなことがないよう、自分の英語力を一ランク上げておきたいのだ。また、今後日本でも国際化が進むことを考えると、もし私が将来、希望通り歯科医になった場合、外国人の患者さんに接することもあるだろう。アメリカ人、イギリス人の患者さんはもちろん、アジアの国の患者さんとでも、英語ならば意志の疎通がしやすいと思われる。そのためにも、もっと英語力を高めたい。入学後は、歯科医療に関する学習に励むのはもちろんだが、コミュニケーションのスキルを高めるような学習にも取り組もうと考えている。患者さんとのコミュニケーションは、歯科医師にとって非常に大切なことだと考えるからだ。いくら知識と技術に優れていても、コミュニケーション不足のために患者さんの信頼を得られなかったならば、決して良い歯科医だとは言えないだろう。大学の課程の中に心理学や社会学など、コミュニケーションに関わる講義が用意されているならば、ぜひ受講したい。それだけでなく、対人関係をテーマとした書籍を独自に読むなどして、コミュニケーションの力を高めていきたいと考える。（597字）

愛知学院大学　解　答

25年度

前期試験

出題者のネライ

テーマの設定力、文章の構成力、論理の展開力を見る。

書き方のポイント

医療技術の進歩自体が望ましいものであることは当然のことであるため、その利点を論じるだけでは、やや物足りない。技術の進歩とともに新しく生じる問題点にも触れた方がよい。利点を論じる際の具体例としては「重粒子線治療」「免疫療法」「iPS 細胞に関する技術」などが考えられる。また、そこから生じる問題としては、「延命治療」「治療の選択肢の拡大とインフォームド・コンセント」「医療格差」「医療費の増大」などに関わる問題が考えられる。これらの利点・問題点のうち、何を取り上げてどのように論じるか、構成力と論理力が問われる問題である。また、単に問題点を列挙するだけでは、物足りない。字数が許す範囲で、取り上げた問題を解決するためにどのようなことが必要か、という点についても触れたいものである。模範解答例では、医療技術の進歩の利点については軽く触れるだけに留め、問題点として「延命治療」「治療の選択肢の拡大とインフォームド・コンセント」を挙げて論じている。

医療という行為は、医師だけで成立するものではなく、医師と患者の共同作業とでも言うべきものである。さらに、医療行為は、最終的にはその受け手である患者の幸福に資するものでなければならない。医師も患者も社会の中に生きている。医療行為は、その社会の諸制度によって支えられている側面もある。以上のような視点をもって、医療技術の進歩を、患者や、その患者を取り巻く社会と関連づけて論じたい。

模範解答例

医療技術の進歩は、従来は低かった治療・延命の可能性を高めることができるという点で、歓迎すべきことである。しかし、それに伴って新たに生じてくる問題もある。そうした問題の中で、私は以下の二点を取り上げたい。第一に、行きすぎた延命治療の問題がある。延命装置の発達によって、現代では、回復の可能性がほとんどない患者や、いわゆる植物状態と呼ばれる、意識のない患者の延命も可能になっている。しかし、そうした延命が患者の幸福につながっているかどうかは、簡単に決めつけることはできない。延命措置についての患者の意志を、事前に確認するのが望ましいが、事故で意識を失ったような場合は、それも難しい。この問題を解決するためには、安楽死の是非も含めた国民的な議論が行われる必要がある。その際、生命の質を重視する視点が重要なのは言うまでもない。第二に、治療法の多様化から生じる問題が考えられる。医療技術が進歩すると、治療法の選択肢が広がっていく。それ自体は評価すべきことだが、多くの選択肢の中からどれを選べばよいのか、という問題が生じる。その選択は、医師が患者に押しつけるものであってはならない。両者が十分に話し合い、納得した上で決められるべきものだ。近年、インフォームド・コンセントの重要性が強調されているが、医師から患者へ一方的に説明するだけのものではなく、あくまで患者の意志決定を尊重する合意であることが望ましい。（597 字）

大阪歯科大学

解　答

25年度

$$\boxed{\text{前　期}}$$

│ 出題者のネライ │

医療人としての自覚・将来への展望、文章力を見る。

│ 書き方のポイント │

卒業後の夢や目標、大志について述べる問題である。これは、それぞれ異なるものであるから、よほど常識はずれで突飛なことを書かない限り、自分の心にあるものを書けばよい。たとえば、「研究者となって新しい画期的な治療法を開発したい」といったことでもよいし、「歯科医療の行き届いていない国にボランティアとして出向きたい」といったことでもよい。また、医療行為は必ず医師と患者の両者が関わるものであるから、自分の夢や目標などの実現によって、患者にどのようなことができるかという視点も持っておきたい。

こうした夢や目標というものは、日ごろからきちんと自分で考えていないと、いざ書こうとしても、なかなかうまくは書けないものである。受験生の中には、「とにかく目の前の受験のことを考えるのが精一杯で、その後のことなどはまだ考えられない」といった人もいるかもしれないが、現実に、このような将来の展望などについて問う問題が出題されているのだから、できるだけ自分なりにしっかりと考えておくようにしておきたい。

問題に「複数のイメージでも差し支えありません」とあるので、こういうこともしたい、ああいうこともしたい、と列挙してもかまわないが、あまりにも多くの内容を並べ立てて、論理的にちぐはぐな印象を与えるのは、得策とは言えない。400字以内という字数制限を考慮すると、現実的には、二種類のイメージを述べる程度が限界だろう。(一つのイメージに絞ってくわしく書くのは、もちろんかまわない。)

なお、満80歳の時点で自分の歯を20本残すことを目標とする8020運動や、通院が困難な人のために訪問して歯科医療を行う在宅歯科医療の試みなど、近年の歯科医療の動向についても、あらかじめ調べておくとよい。

│ 模 範 解 答 例 │

私は、卒業後いずれは自分で歯科診療所を開業したいと考えている。そして、まず「予防に力を入れる歯医者」を目指したい。虫歯の治療にはもちろん力を入れ、地域の人々から腕のいい歯医者という評価が得られるようがんばりたいが、それ以上に、地域の人々がそもそも「虫歯にならない」よう予防に関する活発な活動を行っていきたいと考えている。第二の目標としては、「人々のコミュニケーションの場としての歯医者」を作ることを挙げたい。歯科診療所というのは、多くの診療所・病院の中でも最も身近な存在の一つだと思う。そこには、地域の多様な人々が集まる。そうした人々が互いにコミュニケーションをとりあい、支え合っていけるような場を作り上げたいものだ。もちろん、そのためには、単に歯科医として働くだけでは足りない。ボランティア活動などを含め、さまざまな取り組みを通じて、地域の人々と交流を図っていきたいと考えている。(391字)

平成24年度

問 題 と 解 答

平成24年度

日本大学

時　間：60分　　　　　　問題　　　　　　24年度

　厚生労働省の調査結果によると、糖尿病が強く疑われる人とその疑いを否定できない人（予備群）の合計は1,200～1,300万人に達し、わが国の成人の4人に1人は糖尿病あるいはその予備群であると報告されている。糖尿病の初めの兆候は高血糖であるが、放っておくと腎症、網膜症、神経障害、血管障害などの合併症が現れるようになる。糖尿病の怖さは、高血糖ではなく合併症である。

　近年、歯周病が合併症の一つに加えられ、糖尿病患者に対する医科と歯科の連携強化が指摘されるとともに、歯・口の健康づくりの重要性が認識されるようになった。事実、糖尿病の人は歯周病になりやすく治るのも遅い。また、糖尿病の人に歯周病の治療をすると、血糖値が改善したという多くの報告がある。

　糖尿病の予防のために、私たちが日頃から注意すべき生活習慣は何か。また、医科と歯科の連携を強化する上で、歯科医師として認識しておかなければならない必要事項について記しなさい。

1. 私たちが日常生活で留意すること。（横書き：300字以内）
2. 歯科医師として認識しておかなければならない必要事項。（横書き：300字以内）

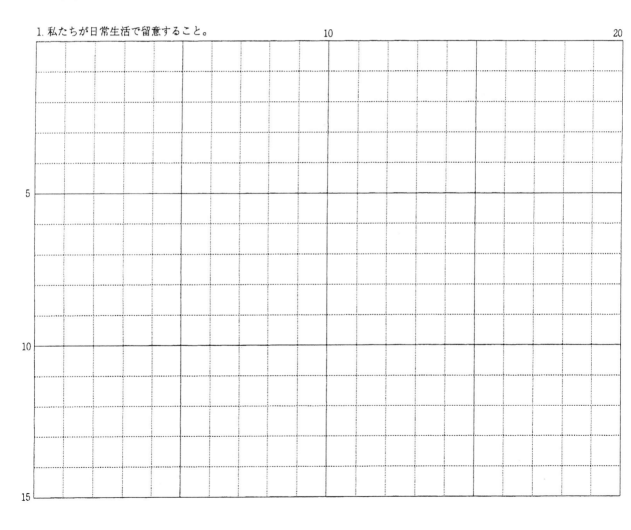

2. 歯科医師として認識しておかなければならない必要事項。

日本大学松戸歯学部

時　間：50分

問題

24年度

第 I 期試験

医療におけるコミュニケーションの重要性についてあなたの考えを述べなさい。

（横書き，300字以上 400字以内）

| 評 | ※ |
| 点 | |

（20×20）

松本歯科大学

時　間：60分
字　数：600字以内

問題

24年度

◇一般入試（Ⅰ期）（第1日目）

小論文

［テーマ］

「若い時の苦労は買ってでもせよ」という言葉を人生訓としてどう捉えるか。思うところを論述しなさい。

小　論　文

テーマについて書きなさい。（600字以内）

答　案　用　紙

（答案は横書きにすること。）

採点

大阪歯科大学

問題

時　間：40分
字　数：400字以内

24年度

大阪歯科大学　平成24年度　一般入学試験（前期）

〔小論文テーマ〕：時間40分：400字以内にまとめなさい。

◆ 現今の社会において歯科治療の重要性が再認識され始めている。

あなたの考える「歯科治療の役割」は何か、できるだけ口腔内よりも

広い範囲で述べなさい。

以上

大阪歯科大学　平成 24 年度　一般入学試験（後期）

［小論文テーマ］：時間 40 分：400 字以内にまとめなさい。

◆　　一般国民や患者さんは、どんな資質・能力を備えた歯科医師を望んでいると思いますか。できるだけ詳しく説明してください。

以上

鶴見大学

問題　24年度

時　間：50分
字　数：600字以内

第Ⅰ期1月27日試験

小　論　文　六百字以内　五十分

次の①、②について順に記述しなさい。

①あなたは、どのような歯科医療の未来を望みますか。

②あなたが望む歯科医療のために、歯学部学生として、どのような行動をしたいですか。

第Ⅰ期 1 月 28 日試験

小 論 文　六百字以内　五十分

東日本大震災の復興に向かって、歯科医療人はなにをすべきだと思うか記述しなさい。

愛知学院大学

時　間：40分

問題

24年度

《歯学部》前期試験A

（次のテーマについて600字以内で記述しなさい。）

※評価の欄には記入しないでください。

2012.2.3

| 歯　学　部 | 受験番号 | 氏　名 |
| 歯　学　科 | | |

| 問題 | 貴方の理想とする歯科医師像はどのようなものですか。 |

※講評

評価

愛知学院大学 問題 （11）

《歯学部》中期試験

2012.2.14

（次のテーマについて600字以内で記入しなさい。）

※評の欄には記入しないでください。

歯 学 部	
歯 学 科	

受験番号

氏 名

論 題　貴方が本学に最も期待していることは何ですか。

※総評

評 価

日本大学

解　答

24年度

┌─────────────────┐
│ 出題者のネライ │
└─────────────────┘

　文章の構成力、テーマの設定力、歯科医師の立場への理解力を見る。

┌─────────────────┐
│ 書き方のポイント │
└─────────────────┘

　糖尿病とは、すい臓から分泌されるインスリンの不足や、働きの低下によって、血液中の
ブドウ糖が増加する病気である。肥満や、運動不足など日常の生活習慣によって引き起こさ
れることがあるため病気で、生活習慣病と呼ばれる病気の一つである。問題文にもあるよう
に、腎症、網膜症、神経障害、血管障害、歯周病などの合併症が恐れられている。

　糖尿病の予防には、生活習慣を整えることが大切である。バランスのよい食事や、適度な
運動によって肥満を防ぐ事も重要だ。厚生労働省のホームページには、糖尿病に関する詳し
い説明がある（http://www.mhlw.go.jp/topics/bukyoku/kenkou/seikatu/tounyou/）。食事
については、野菜をたくさんとること、決まった時間に食事をすること、甘いものや脂肪分
の多いものを食べ過ぎないこと、決まった適量を食べること（食べ過ぎないこと）、薄味にす
ること（濃い味ではごはんが進むため）、ながら食べはやめること（食べた量がわかりづらい
ため）、調味料はかけずに付けることなどを勧めている。また、運動については、日常生活
の中で、階段を上ったり、歩いたりすることが勧奨されている。

　歯科治療での注意点には、感染症と低血糖症がある。糖尿病になると、感染症にかかりや
すくなると言われており、さらに、低血糖症にもなりやすく、低血糖症は脳に影響を与える
ため、血糖コントロールが必要となる。感染症を防ぐための薬は、必ず飲んでもらうように
指導するほか、歯科治療のあと、しばらく食事が取れない状態になることから、低血糖症に
注意し、ブドウ糖を含む飲料水を飲ませるなどの処置が必要な場合もある。

　　1については、糖尿病の予防法を、2については、歯科治療での注意点を中心に述べる。

┌─────────────────┐
│ 模範解答例 │
└─────────────────┘

1. 糖尿病は生活習慣病とも呼ばれ、日常の生活習慣が病気の引き金になることも多い。糖
　尿病は肥満の人ほど多いと言われることから、私たちは日常生活の中で食べ過ぎに気をつ
　け、肥満にならないよう注意しなければならない。また、食事だけでなく、適度な運動によっ
　て筋肉を保つことも重要だ。見かけは痩せていても体脂肪が多い「かくれ肥満」を防ぐこ
　とができる。具体的に、食事面では、野菜を多くとり、薄味の料理を心がけること。毎日
　同じ時間に食事を取れるようにすること。甘いものや脂っこいものはなるべく控えること
　など。運動面では、激しい運動ではなく、よく歩くようにすることなどが、予防法となる。
　（282字）

2. 糖尿病患者については、感染症にかかりやすく、低血糖症を引き起こす場合もある。感
　染症予防に関しては、治療後に渡す、感染症を防ぐための薬を確実に飲んでもらえるよう
　に患者に注意を促すべきである。また、低血糖症は、脳にも影響が出るという重大なもの
　なので、患者の血糖コントロールには常に気を配り、低血糖症を引き起こさないよう留意
　しなければならない。歯科治療の際には、特に、治療後や麻酔後など、一時的に食事がと
　れない状態になり、過度に血糖が低下してしまう恐れもある。従って、患者の状態によっ
　ては、ブドウ糖を含む飲料水を飲ませるなどの処置が必要な場合もある。（272字）

日大松戸歯科

解 答

24年度

--- 出題者のネライ ---

　文章の構成力、テーマの設定力、および、医療者の立場への理解力を見る。

--- 書き方のポイント ---

　医療の世界では、医師や看護師、技師などさまざまな人が働いている。それぞれに仕事内容は違うが、同じ患者に関わるという点で共通している。また、自分の専門外のことについては、ほかの医師や技師の方が詳しいという場合も多いだろう。その中で、患者のために治療効果を最大限に引き出そうとすれば、それぞれが情報を提供しあい、専門知識による判断や検査結果の解釈などを話し合う必要性があるだろう。たとえば、薬の処方などでは、同じ患者が他の医療機関や診療科で別の薬を処方されていないか、今回処方する薬が、それらの薬といっしょに飲むと悪影響を及ぼすものではないか、など、知らなければ、患者の体調や、場合によっては命に関わる情報もある。

　このように、医療者同士のコミュニケーションは、患者を守り、よりよい治療を行うために必要なのである。

　それと同時に、医療従事者には、患者とのコミュニケーションも必要とされる。たとえば、患者がどのような治療を望んでいるか知ることは、患者の信頼を得るために必要な情報である。

　歯科では、口腔という、日常生活でもっともよく使うからだの一部を扱っている。治療過程で使う麻酔や治療の痛みは、患者の日常生活に重大な影響を与えかねない。そこで、患者の体調や、どのような状態になると困るか、いつならば、口腔が多少使いづらい状態になっても、生活や社会での活動において、支障をきたしにくいのか、よく聞いておく必要がある。生活のさまたげになれば、その分、患者にとっても苦痛が大きいからである。また、歯科などでは、治療に伴って出血しやすいことから、その際、どのように対応できるか、患者の体調や、使える薬の範囲などを知っておく必要もある。

　このように、医療におけるコミュニケーションは、仕事を円滑に行うために必要なだけではなく、患者を安全に治療するためにも必要なものである。この点をふまえて、コミュニケーションの重要性は何か、なぜそう思うのかを論述していくのがよい。

--- 模 範 解 答 例 ---

　医療におけるコミュニケーションは、治療を円滑に行い、患者を守るために重要なものだと思う。たとえば、患者が他の診療科に通っていた場合、何が禁止されているか、どの薬を処方されているかを知る必要がある。そして、それを知っている患者本人や、医師、技師などとのコミュニケーションが必要になる。もし、コミュニケーションが不十分であると、患者に不適切な薬を処方してしまうなど、よりよい治療につながらないばかりか、場合によっては患者を危険にさらすことになりかねない。歯科の場合、たとえば、虫歯を抜くことによる出血や痛み、麻酔や、処置後に処方される薬が患者にどのような影響を与えるか伝えておかなければ、患者にとって不都合な事態を招いてしまう。また、患者とのコミュニケーションによって、患者がどのような生活を送っているかなどを知ることは、いつ治療を行うべきかを判断する材料となる。(380字)

松本歯科大学

解　答

24年度

┌──────────────────┐
│ 出題者のネライ │
└──────────────────┘

　文章の構成力、テーマの設定力を見る。

┌──────────────────┐
│ 書き方のポイント │
└──────────────────┘

　「若い時の苦労は買ってでもせよ」とは、「若いうちは積極的に困難に立ち向かえ。そのときのことが将来必ず役に立つから」という意味合いの言葉である。たとえば、人は困難に出会ったとき困難を乗り越えようと必死に努力する。その結果、後に困難に再び出会ったときに適切に対応できるようになるのである。このような苦労を若いうちにしておくと、物事への対応の仕方や、問題を解決する力が培われ、将来、役に立つというのである。こうした対応力、解決力は、若いうちに身につけるほうがいいのは当然である。反対に、若いうちに楽なことばかりしていると、ある程度の年齢になって失敗や挫折を経験した時に周囲への被害をもたらしたり、自身の心身にも、悪影響を及ぼすことになる。

　若いうちに苦労しておく利点は、まだある。それは、周囲の人が気軽にアドバイスや手助けをしてくれる点である。年配者に対してより、若者に対してのほうが悪い点を指摘しやすい。それは、たとえば、大人が子どもに注意する場合と、大人同士で注意しあう場合を考えてみるとわかりやすい。子どもに対しては、まだ未熟だからと、周囲の人も何かと手助けしたり、教えたりしてくれる。しかし、大人になると、それがしづらく思える場合が多い。

　若いうちの苦労は、それが後の人生で役に立つだけではなく、周囲からもアドバイスや手助けを受けることで、年配者の知恵などを吸収しやすいという利点がある。それによってよりよい解決策や、対応方法を知ることができるのである。

　これらの点をふまえ、さらに医療人としての心構えにも触れられればベストである。

┌──────────────────┐
│ 模 範 解 答 例 │
└──────────────────┘

　「若い時の苦労は買ってでもせよ。」という言葉を聞くと、私はいつも、わが身を振り返りたくなる。「買ってでも」という言葉は、実際には、「積極的に」という意味だと考えられる。つまり「若い時には、面倒なことでも一生懸命しろ、問題や、失敗があっても、懸命に解決や理解に努めよ」ということだと解釈している。そのようにすることで、後に同じ問題に出会っても自分で解決できるようになり、同じ失敗を繰り返さなくなる。周囲に迷惑をかけることも少なくなると考えられる。また、私たちは、これからどんどんいろんな世界に飛び出し、さまざまな経験をしていく。若いうちに苦労から学んでおけば、年長者になったとき、解決力や物事への対応力のある人間になれる。だから、「若い時の苦労」を大切にしたいと思う。とはいえ、疲れていたり、気が進まなかったりして、どうしても、より楽なことをしたくなるときがある。だから、この言葉を聞くと、今日の自分はどうであっただろうと振り返りたくなるのだ。そうして振り返ってみて、今日はここがだめだった、という時は、次回はどうしよう、と目標を立て、実行してみることにしている。医療者にとっての苦労とは、より多くの症例に出会い、患者や同僚と積極的に関わっていくことだと考えている。私はこのように「苦労」から多くを学べる歯科医師を目指している。(591字)

大阪歯科大学

解　答

24年度

前 期 試 験

出題者のネライ

テーマの設定力を見る。受験生の論理の展開力、歯科治療への理解力を見る。

書き方のポイント

口腔は人間が毎日生活の中で使うものであり、痛みや腫れなどがあると、たいへん不便な思いをする部分である。したがって、虫歯や歯周病の治療は欠かせない。また、そのような状態にならないように、日頃から口腔ケアをすることも大切である。食べ物をよくかむことが食べ過ぎを防ぐことになり、ひいては肥満の予防になるが、それも、口腔内の健康があってこそである。肥満の予防や解消により、脳卒中や心筋梗塞、糖尿病などの生活習慣病にかかりにくい体を作ることができる。口腔内の健康は人が元気に生きていく上でたいへん重要なものだといえるだろう。

現在では、糖尿病や肥満の症状が見られる人について、歯周病の割合が高いことが見出され、それらの症状の改善などにも、歯周病の治療は不可欠と考えられるようになってきている。特に糖尿病では、歯周病が合併症の中に加えられており、歯周病の治療をした結果、血糖値が改善されたという例も見られる。

このように、口腔ケアは、生活習慣による病気の予防や改善の可能性があるほか、食べたり、話したり、歌ったりという、口を使った人生の楽しみを快適に行うためにも必要なものなのである。たとえば、「食べる」ことについては、食べ方によって肥満を防げるなどの効果があるが、「食べる」ということをより楽しむためには、やはり口腔の状態がよくなければならない。「歌う」にしても、はっきりと発音するためには、舌や歯が大きな役割を果たす。また、「話す」ことは、自分の意思を人に伝え相手とコミュニケーションをはかることであり、個としての人間の存在を考えたときに、たいへん重要な役割を持つものである。

このように歯科治療について、多面的な役割を考えて論述する。

模 範 解 答 例

歯科治療は、「食べる」という、人間の基本的な行動を快適に行うために不可欠なものである。健康な歯ならば、食べ物をよく噛むことができるため、硬いものでもおいしく食べることができるほか、食べすぎを防ぎ、肥満予防にもつながる。肥満は、糖尿病などの生活習慣病を引き起こす原因となるもので、防ぐことができれば、口腔内だけでなく、さまざまな病気にかかりにくい体を作ることができるのである。また、糖尿病の合併症の一つに歯周病が挙げられ、歯周病の治療が、糖尿病治療にもつながっていく可能性が出てきている。このように、歯科治療が体全体の健康に関わっていくことがわかってきていることから、今後、歯科治療の役割がより大きくなっていくと考えられる。虫歯や歯周病になった場合の治療だけでなく、体全体の不調や病気を治すための、口腔を健康に保つみがきや食事の方法などを、より多くの人に知らせていかなければならない。(394字)

後 期 試 験

出題者のネライ

テーマの設定力を見る。受験生の論理の展開力、歯科医療への理解力を見る。

書き方のポイント

「一般国民や患者さんは」とあるので、日頃、歯科医院に行ったときに感じる、歯科医師に望むことや、家族や友人が歯科医師について言ったことなどを思い出すのがよい。それ以外に、一般的に、歯科医院について、治療時の痛みがいやだ、何度も通わなければならない、などの意見がよく聞かれる。これらが、歯科医師の資質や能力と関係があるかどうか、あるとすれば、どのような資質や能力が必要かを考えていく。

まず、現在の治療方法では、歯を削ったりする際に痛みが出る場合がある。しかし、一般の患者にとって、痛みを感じる時間が短ければ、まだそれに耐えることができると考えられる。このような場合は、歯科医師の技術が問題になる。より適切に、より短時間で治療することができれば、患者はより快適に治療が受けられるのである。さらに、何度も通わなければならないという点については、さまざまな解決方法があるだろう。たとえば、最初に、何回くらいの通院になり、毎回どのような治療をするかを、歯科医師が的確に説明できれば、患者も納得できるであろう。これは、歯科医師の説明力によるものである。ほかにも、なるべく定期的に歯科医院に通うことで、大きく歯を削ったりする治療を行わなければならなくなる前に、虫歯や口腔の問題点に気づき、治療を始めてもらうことだ。こうすれば、患者は定期的に通わなければならないというデメリットはあるものの、それだけ痛い思いや、通院の回数が緩和できる。これらは歯科医が患者とどれくらいコミュニケーションできるか、また、納得できる説明ができるかにかかっている。

このように、一般国民や患者は、歯科医師について、治療を行うときの技術力だけを求めているわけではない。患者は自分がどのような治療を、どれだけの期間行えばいいのかなどの説明を受けたいと思っており、これは、何も歯科に限ったことではない。医療に関わる分野であれば、どこでも、十分な情報を与えてくれる医療者が求められているのである。

模範解答例

歯科医院については、治療時の痛みや、何度も通院しなければならないわずらわしさから、苦手意識を持っている人もいる。たとえば、風邪で内科を訪れた場合は、一度の通院で終わることも多いので、その場合と比べると、行きにくいと感じる人がいるのは仕方のないことだ。しかし、歯科医師の資質や能力しだいでは、患者が納得して治療を受けられるように思える。たとえば、痛い治療も、的確に短い時間で行えば、患者が苦痛に感じる時間も短くて済む。そのほか、定期的に歯科医院に通ってもらえるよう患者が納得できるような説明を、歯科医師がすることで、ひどい虫歯になる前に対応できるなど、痛みの少ない治療を目指せる。また、どのくらい通院するのか、どのような治療を行うかについて、歯科医師が十分な情報を提供して説明すれば、患者も納得できるであろう。これらのことから、歯科医師には技術力と説明力があることを望まれていると思う。

(392字)

鶴見大学

解　答

24年度

Ⅰ期1月27日試験

出題者のネライ

テーマの設定力を見る。受験生の歯科医療者としての認識と、論理の展開力を見る。

書き方のポイント

①については、まず、歯科医療の現在を大まかにとらえておき、そこから、理想の方向を導き出すほうがスムーズである。また、たとえば、自宅の近くに医院を持つ、というような個人的な未来ではなく、歯科医療全体について言わなければならない点に注意する。たとえば、治療器具の音や、治療の際の痛みが苦手で、歯科医院を敬遠する人も少なからずいることに注目し、現在よりも音や痛みの少ない治療道具が開発されて、より親しみやすい歯科医院になっているなど、より多くの人が受け入れやすい内容のものを心がける。

②については、①の理想を実現するために、歯学部学生がどのようなことをできるかを考える必要がある。まだ学生であって、歯科医師ではないのだが、専門知識を学びつつある者として、歯科医療にどのような貢献ができるかを考える。たとえば、歯科医院を敬遠する人の考えが、実際の歯科医院と違っていれば訂正することができるし、歯槽膿漏の恐ろしさを学べば、それを知人に伝えることで、予防するための行動をとってもらえるかも知れない。このように、まだ、歯科医師としての資格を得ていない学生であっても、歯科医療について周囲へ働きかけることができる点をアピールするのがよい。

模範解答例

私は、虫歯や歯槽膿漏にならないですむような、予防を中心とした医療が、歯科医療の中心的存在になるような未来を望む。もちろん、虫歯や歯槽膿漏になった人のために、さまざまな治療の技術をよりよくすることは必要である。たとえば、痛みや出血がなるべく少なくてすむような医療が実現すれば、歯の痛みや歯槽膿漏を気にしながらも歯科にいきづらく思っている人が減り、結果として口腔内の健康をより保つことにつながるからだ。しかし、一度、虫歯や歯槽膿漏になってしまうと、歯を失うきっかけになってしまう。歯は、言葉を話したり、ものを食べたりするのに必要なものであり、生活を送る上で欠かせないものである。そのため、なるべく歯を失わないようにし、口腔内を快適に保つことが、その人の生活の質をよりよくするのに役立つと思う。特に、将来、高齢化がいっそう進む日本では、高齢者になっても歯が丈夫で残っている状態を目指すことで、高齢者の生活の質を向上させることができるかも知れない。このようなことから、私は、予防を中心とした医療のために、歯学部学生として、どのような予防方法があるのかを学んで、家族や友人に、虫歯や歯槽膿漏を予防することの大切さを説明し、歯磨きの方法など、個人個人が家でもできる予防方法を勧めたいと思う。また、将来、歯科医師となったときは、より多くの人に予防方法を伝えたいと思う。(577字)

Ⅰ期1月28日試験

出題者のネライ

テーマの設定力を見る。受験生の歯科医療者としての認識と、論理の展開力を見る。

書き方のポイント

2011年3月11日の東日本大震災では、多くの人が被害に遭った。その中には、歯科医院に通院していた人もいれば、歯科医師である人もいたであろう。通院していた人は、かかりつけにしていた歯科医院がなくなるなど、今後の口腔ケアに不安を感じることも多かったと考えられる。また、医院が被害に遭い、地域のことを考えながらも、なかなか再開できない歯科医師もいたと考えられる。

大震災直後は、避難所などを歯科医師が回って、歯に問題を抱えた人がいないかを尋ねたり、はみがきの指導などを通じて、口腔に不具合を抱える人を減らす活動が求められた。しかし、現在のように、多くの人が避難先で新しい生活を始めていたり、元の土地での復興を進めていたりする場合は、新たに作られていく生活の中で、かかりつけの歯科医院をどのように復活させるかが問題となってくるだろう。そのためには、地域の歯科医院や歯科医師を、再開に伴う設備の新調や、カルテの整理整頓などの面で、支援をする必要が出てくる。また、歯科医院がなくなってしまった地域については、大学など、歯科医師をたくさん抱えるところが、医師を派遣するなどして支援することが望ましい。

歯や歯茎など、口腔に関わる部分は、食べることや、話すことなど、生活の基本に関わる部分である。これらの健康を保つことは、今後、復興を進めていく人々にとって、生活を送る上での活力を得ることにつながる。被災地での口腔ケアは、今後の復興になくてはならない側面なのである。

模範解答例

東日本大震災では、多くの人が住む家を失い、別の地域での生活を余儀なくされている。また、同じ地域に住むことができても、地域の医療機関が被害に遭い、再開していない場合もある。このため、これまでかかりつけであった歯科医院に通えなくなっている人も多くいることが想定される。これに対しては、地域の歯科医師が、住民が移り住んだ先で医院を開いたり、被害に遭って閉めていた医院を再開させたりすることで解決する場合もあるが、必ずしも、そのようなことができない場合も多い。そのため、歯科医療人は、被災地の歯科医師が医院を再開できるようにする手助けをするべきである。たとえば、治療に使う機器を、買い替えを検討している別の地域の歯科医師から安く譲り受けられるようにする、震災によって汚れてしまったカルテなどを整理整頓することで、歯科医師がスムーズに仕事を再開できるような手助けをするなど、様々な手助けが考えられる。また、被災地の歯科医師に代わって、新しい地域に移り住んだ住民のもとを訪ね、口腔内に何か問題がないか尋ねることもできる。地域の歯科医師が医院を再開できない場合は、開業を望む医師の中で、被災地での活動を望む人を募集して、元の地域の歯科医師からカルテを受け継ぐこともできる。歯科医療人は協力し合ってこれらを実行し、震災前と同じ状態で歯科医療が提供できるように尽力するべきである。(576字)

愛知学院大学

解　答

24年度

前 期 試 験 A

出題者のネライ

テーマの設定力と、論理の展開力を見る。

書き方のポイント

歯学部を受験し、歯科医師を目指すからには、受験者それぞれに理想や希望があるだろう。その思いのたけを、論理的に述べる。

まずは、どのような歯科医師が理想なのか述べるのがよい。たとえば、治療について患者とよく話をし、患者の気持ちを丁寧に理解しながら治療を行う歯科医師が理想であるとか、技術力があり、何でもすばやく行うことができる歯科医師が理想であるなど、自らの理想を具体的に述べるのが好ましい。

その上で、なぜ、そのような歯科医師が理想であるのか、理由を述べる。たとえば、患者とよく話をする歯科医師であれば、治療を受ける患者の不安を受け止め、患者の不安を和らげ、患者が納得した状態で治療を行いたいから、などである。患者が納得できるということは、患者も「この治療をがんばるぞ」と思うことができるということである。病は気からというが、その反対に、気持ちが前向きであれば、より効果が出やすいということもあるはずだ。また、技術力があり、何でもすばやくできる歯科医師が理想であれば、患者が虫歯などから受ける苦痛をなるべく早く取り除き、口腔の健康を取り戻してほしいから、などである。それぞれの目指すところを明確に述べてほしい。

模 範 解 答 例

私の理想とする歯科医師像は、治療の前に患者の話をよく聞いて、何を望んでいるか理解した上で治療を行う歯科医師である。医療現場は忙しいことが多く、患者の話を丁寧に聞くことが難しい状況もあるはずだ。そのような場面でもできるかぎり、患者の現在の状況だけでなく、どのくらいの期間で治療を終えなければならないのか、歯の外見などをどのくらい気にしているかなど、患者の気持ちを理解できる歯科医師になりたい。患者の話を聞くことで、患者に糖尿病など持病があるかどうかで、治療の際に気をつけなければならないことも出てくるという、歯科医師として決して見逃してはならない情報も得られるであろうし、患者にとってどのような治療法が向いているのか提案するときの参考になると思う。なかには、自分が考えた治療法の中で、ベストと思える方法を望まない患者もいるかも知れないが、その場合は、きちんとそれぞれの治療方法と、その結果を説明した上で、患者の考えを尊重したい。そう思うのは、患者の気持ちが、治療後の経過にも関係すると考えているからだ。「病は気から」という言葉もある。反対に、気が進むことであれば、治癒力もより発揮されると考える。私が歯科医師になって治療をするとき、自分の治療で、患者がよりよい回復をしてほしいと願っている。その願いをかなえるためには、患者の話をよく聞くことができる歯科医師になることが近道だと考えている。(593字)

中 期 試 験

出題者のネライ

テーマの設定力と、論理の展開力、志望大学への理解力を見る。

書き方のポイント

多くの受験生が、受験前に大学を見学したり、資料を取り寄せたりして、その大学について知り、志望大学とするかどうかを見極めようとすることであろう。そのような中から、この大学を受験することを決めたのであるから、その理由を述べるのが望ましい。

可能であれば、

○愛知学院大学のホームページ（http://www.agu.ac.jp/about/index.html）

○愛知学院大学歯学部附属病院のホームページ

（http://hospital.dent.aichi-gakuin.ac.jp/modules/001/）

を見ておくと、大学の特徴や、附属病院の特徴がわかってよいだろう。

さらに、歯学部での勉強について、期待することを書くこともできる。たとえば、現在は、虫歯の治療と言うと、歯を機械で削るという痛みをともなう治療を行う歯科医院が大半だが、無痛治療とはどのような治療か、今後の展開はどうなるのか、など、より歯科治療が患者にとって身近になるような治療方法を学びたい、また、虫歯や歯周病を防ぐために歯科医師がどのようなことをすればよいのか知りたいなどの期待は、どの歯学部についても期待できる内容である。

一方で、大学に対する期待ばかりではなく、自分の意欲も示しておくのがよい。たとえば、虫歯や歯周病の予防法を学び、将来は、患者に積極的に口腔内を健康に保つ方法を教えていきたいなど、自分の将来、理想とする歯科医師像につなげていくのが、最も望ましい形である。

模範解答例

私は、乳幼児期から始められる口腔ケアや、小児が虫歯にならないようにする方法について学びたいと思っているので、小児歯科について、小児の心や体の発達や、食育も含めた広い範囲で、深く学びたいと思っている。貴校の歯学部附属病院には、小児歯科だけではなく、医科診療部門に小児科もあることから、総合的に小児歯科を学ぶことができることを期待している。私は、小児のころに最初の虫歯を作ってしまった。そのときの治療の痛みは、今でも覚えているほどである。私だけではなく、周囲にも、幼稚園のころには虫歯があったという友人が多い。だが、虫歯の原因となる菌の一つ、虫歯菌が口の中になければ、虫歯になることは少ないという話を聞き、小児の口の中に、虫歯菌を持ち込まなければ、小さい子どもが私のように痛い思いをせずに済むのではないかと考えるようになった。つまり、乳幼児期から虫歯菌を子どもの口に持ち込ませない口腔ケアがどの家庭でも行われるようになれば、虫歯になる子どもは減るということになる。私はこのことをとても興味深く思っている。そして、それだけではなく、虫歯の予防のためには、寝る前に甘いものを食べないことや、歯磨きをすることなど、生活習慣を整えることも必要だ。私は、これらのような、小児の口腔に関わることを学び、小児歯科の治療が責任持ってできる歯科医師となり、将来の子どもたちの歯科治療に役立ちたいと思っている。

(593字)

平成23年度

問　題　と　解　答

平成23年度

日本大学

字　数：600字以内　　　　　　　　　　問　題　　　　　　　　　　23年度

　ヒトの口は，唇，歯，舌などをそなえて，食物をかみくだく機械的な消化作業のほかにも，いろいろな働きをもっています。健やかな社会生活をおくる中で，口を健康に保つことは身体的・精神的にも重要です。
　口の健康が重要であることについて，あなたの考えを述べなさい。　　（横書き：600字以内）

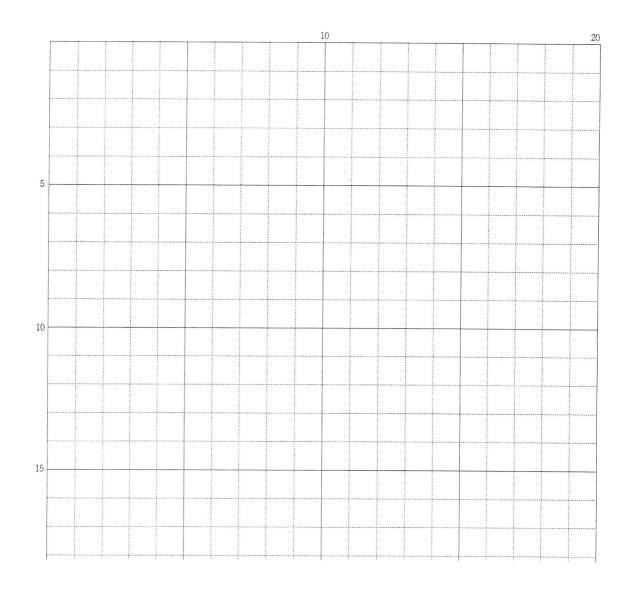

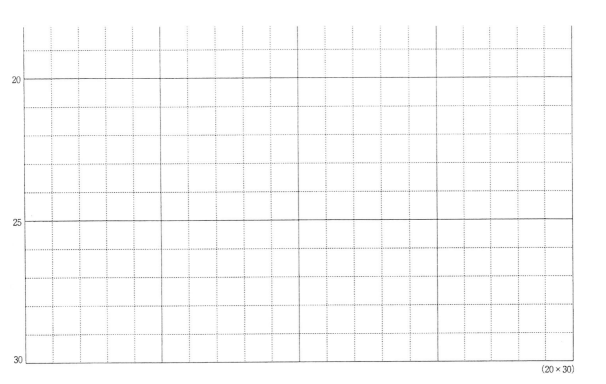

日本大学松戸歯学部　問題　（3）

日本大学松戸歯学部

字　数：300〜400字以内　　　　問　題　　　　23年度

２月１日試験

昨年報道された医療に関するニュースから、一番関心のある事柄についてあなたの考えを述べなさい。

（横書き，300字以上400字以内）

評点	※

２月４日試験

昨年報道された環境問題に関するニュースから，一番関心のある事柄についてあなたの考えを述べなさい。

（横書き，300字以上400字以内）

松本歯科大学

時　間：各60分
字　数：各600字以内

問　題

23年度

◇一般入試（Ⅰ期）（第1日目）

小　論　文

［テーマ］

歴史上の人物や著名人の中で、もっとも心ひかれる人をその理由とともに述べなさい。

◇一般入試（Ⅰ期）（第2日目）

小　論　文

［テーマ］

あなたが目指す将来の到達目標としての歯科医師像を述べなさい。

◇一般入試（Ⅱ期）

小　論　文

［テーマ］

捕鯨の是非についてあなたの意見を述べなさい。

◇一般入試（Ⅲ期）

小　論　文

［テーマ］

近年、喫煙者を入学させない大学が登場しました。その理由についてあなたの知るところを記しなさい。

大阪歯科大学

時　間：40分　　　　　　　問　題　　　　　　　　23年度
字　数：400字以内

大阪歯科大学　平成23年度　一般入学試験（前期）

〔小論文〕　＜時間 40 分＞400字以内にまとめなさい。

◆小論文テーマ

　100 年前に創られた本学建学精神のなかに、「博愛」と「公益」の言葉がうたわれています。未来を含めて歯科医師が目標とする「博愛」と「公益」には、どのような行動や活動が存在すると思いますか。二つの言葉を分けて述べてください。

鶴見大学

時　間：５０分
字　数：６００字以内

問　題

23年度

第 Ⅰ 期 27 日 試 験

小 論 文　六百字以内　五十分

鶴見大学歯学部は信頼される歯科医師の育成を使命としている。信頼されるために、医療人として、あなたが大切だと考えていることを論述せよ。

第Ⅰ期 28 日試験

小論文　六百字以内　五十分

鶴見大学歯学部は地域医療に貢献する歯科医師の育成を使命としている。地域医療に貢献するために、あなたが大切だと考えていることを論述せよ。

第 Ⅱ 期 試 験

小 論 文　六百字以内　五十分

あなたは、どのような歯科医療の未来を望み、そして、あなたが望む歯科医療を実現するためにどのようなことを行なえばよいか記述しなさい。

奥羽大学

時　間：各60分
字　数：各600字以内

問　題

23年度

奥羽大学歯学部
平成23年度一般選抜（一期）
小論文問題

【テーマ】
「生物多様性」

奥羽大学歯学部
平成23年度一般選抜（二期）
小論文問題

【テーマ】
「ヒートアイランド現象」

日本大学

解　答

23 年度

出題者のネライ

テーマの設定力を見る。

書き方のポイント

　この出題は、平成18年度の出題に非常に良い似ている。以下に平成18年度の課題を挙げておこう。

「口(口腔)」とは、歯・唇・舌などをそなえ、食道・胃につながる消化器官のひとつです。ヒトの口腔の健康を保つことは、食物を摂取するためだけでなく、会話を楽しむことや喜怒哀楽を表現することなどで豊かな人生を送るためにも重要です。口腔の病気や口腔に関連した悩みは、身体的あるいは精神的に影響をおよぼして健やかな社会生活を営むことに障害となることもあります。そこで、歯科医師が、患者さんの口腔のさまざまな障害を治療することによって、どのような効果が上がるかについて述べなさい。」(600字以内)

　平成17年と平成18年は同様の傾向であった。歯学部の課題として今回のような課題が出るのは、本来は歯科医師とは口腔内の疾病を扱うのであって、単に虫歯の治療をするのが仕事ではないという理由による。ところが受験生はそのことを意識していない。なぜ、歯科医師が歯学部という専門的知識を必要とするのかを考えるよい問題である。

　人間は、肉体だけで生きているのではない。肉体面と精神面の両面で生きている。課題の示す口、すなわち口腔は課題が示すように「食物をかみくだく機械的な消化作業」という身体面での仕事をする一方、味覚や食覚、舌触りなど、口腔でしか味わえないものがある。そして、口内炎や虫歯など、口腔内でしか感じることの出来ない痛みも存在する。また、食物の口腔摂取の有効性も報告されている。一度、点滴による栄養補給に至ると口腔からの栄養摂取に戻ることは難しい。しかし、口腔からの栄養摂取こそが食味とあいまって、栄養摂取への欲望を患者に抱かせるのである。簡単に言えば、人間は食いしん坊であると同時に、食欲は本能の一部であり、それは明日の生に繋がっているのである。

模範解答例

　私は、人間の口は肉体面と精神面の両面での意味を持っていると考えている。肉体面では、課題文の述べるように「食物をかみくだく機械的な消化作業」を担当している。しかし、私は人間の口が持っている精神面の効果を指摘したい。人間は、肉体だけで生きているのではない。肉体面と精神面の両面で生きていると私は考えている。人間の口腔は確かに「食物をかみくだく機械的な消化作業」という身体面での仕事をしている。しかし、その行為が人間の精神面で大きな影響を人間に与えているように思えてならない。例を挙げると、甘味や塩味、辛みや旨みなどの味覚や、柔らかいとか固いとかといった歯で噛んだときの感覚、そして全て一体にして感じる口腔内の神経を刺激する恍惚感など、口腔でしか味わえないものがある。一方で、口内炎や虫歯など、口腔内でしか感じることの出来ない痛みも存在する。また、食物の口腔摂取の有効性も報告しされている。一度、点滴による栄養補給に至ると口腔からの栄養摂取に戻ることは難しいと言われいる。なぜなら、口腔からの栄養摂取による食味を基とする栄養摂取への欲望を患者に失わせるからである。

簡単に言えば、人間は食いしん坊なのであると同時に、食欲は本能の一部であり、それは明日の生に繋がっていると私は考えている。以上のように考えて、人間の口は肉体面と精神面の両面での意味を持ち、しかも人間の生に繋がっていると考えている。

(594字)

日大松戸歯学部

解　答　　23 年度

２月１日試験

出題者のネライ

　時事問題である。日々の医療への関心とテーマの設定力を見る。

書き方のポイント

　昨年の一番の医療に関するニュースば、改正臓器移植法の一部が施行され、平成22年1月17日から「親族への優先提要の意思表示」が可能となったことであろう。

　臓器移植とは、生命を維持するために重要な役割を果たしている臓器が、機能しなくなり、臓器を代替する以外に治療法がない場合に行われる医療である。このとき、移植の臓器提供者をドナーと呼び、移植が必要な患者をレシピエントと呼ぶという知識程度は持っていて欲しい。

　1997年10月16日に「臓器の移植に関する法律(以下「臓器移植法」という。)」が施行されたことによって状況が大きく変わったが、この時のには、「脳死」という概念を導入することが大きな焦点となった。その結果、心臓や肝臓、肺の移植も可能となった。しかし、移植可能という考え方は、あくまで法律上の問題であり、実際に日本における臓器移植が急激に増加した訳ではない。ドナーの意思表示の問題、15歳未満の子供の臓器提供が禁じられるなどの問題などが未解決であったからである。これは法律的にも大きな問題をはらんでいた。臓器の提供は自発的な意思に依らねばならないが、自発的な意思と判断できる年齢はいつからかという課題を乗り越えなければならないからである。実際、日本循環器学会(小川聡理事長)は、親族へ提供する目的の自殺が起きる恐れがあるとして、心臓を優先提供の対象臓器から除外するよう厚生労働省の臓器移植委員会(永井良三委員長)に検討を求めた。

　2009年7月に、「臓器移植法」が改正され、2010年1月から順次施行されている。同時に「臓器の移植に関する法律」の運用に関する指針(ガイドライン)(厚生労働省/臓器移植関連情報/関連法令、による。)も改正された。

　臓器移植法の改正による主な改正点は、①本人の臓器提供の意思が不明の場合であって、遺族がこれを書面により承諾するとき。(なお、今回の改正法施行後、平成22年9月11日現在で、家族承諾のみの臓器提供は8例目を数えている。)②臓器摘出に関わる脳死判定の要件の改正。③親族への優先提供の意思表示が出来ること。④家族の書面による承諾により、15歳未満の方からの臓器提供が可能になること(平成23年度5月現在で既に1例目が確認されている)、などが挙げられる。

　今回の改正では、本人が生前に拒否していなければ、家族の同意で臓器提供が可能になり、また親族への優先提供も認められた。しかし、親族への優先提供は、移植の公平性を損なう可能性がある。死体からの移植がより広範囲に実施できるような法改正が行われると、その一方で、個人の権利が狭められ、下手をすると脳死者はただの利用可能な臓器の

集合体としてしか捉えられなくなる可能性が指摘されている。確かに人間は、長く生きたい。しかし、そのことが他人の権利を無制限に制限できる理由になるのだろうか。この問題は、哲学や宗教、個人の権利など、さまざまな要素を含んでいる。自分の中で十分に考えておいてほしい問題である。

［模 範 解 答 例］

　私が一番関心のあるニュースは、臓器移植において「親族への優先提供の意思表示」が可能になったことである。私の関心は、第一に、この規定によって医療の公平性が損なわれるのではないかという危惧である。そして第二には、この規定を利用して、親族に臓器を優先提供をするための自殺が増加するのではないかという漠然とした不安である。かつて、胆道閉鎖症の子供が海外に渡航する例があり、その結果、生体肝移植という親族からの移植が行われた。理由は肝臓の再生力が強いからである。その結果、なぜ生体肝移植をしないのかという批判が、胆道閉鎖症の子供を持つ親に寄せられた。私は、このような事例が再び起こることを恐れるのである。臓器移植は適合ドナーの死を前提としている。しかし、親族がその役割を果たす義務はない。私は以上のように考えて、改正臓器移植法の一部が施行されたことを、私が一番関心のあるニュースとして選びたい。

(392字)

２月４日試験

出題者のネライ

時事問題である。日々の環境への関心とテーマの設定力を見る。

書き方のポイント

平成22年度における環境問題に関する最大のニュースは、COP10である。COP10の焦点は、生物の多様性の保存、持続的な利用(遺伝資産の利用)、医薬品などに応用して得られた利益の公平な分配(遺伝資産の利用による利益配分)にある。しかし、課題には限定はない。自分が重要だと考える環境問題に関するニュースを取り上げれば十分である。ただし、ゴミ問題などは望ましくない。やはり、歯学部の小論文としては、COP10、環境ホルモン、外来生物への対応などを中心とすべきである。模範解答例では、外来生物への対応についてとりあげるが、行政においては、環境省は「移入種」と言い、国土交通省は「外来種」と読んできた経緯があり混乱がある。生態系を乱す外来種としては、ルアーフィッシングの流行により、北米原産の肉食魚ブラックバス類が密放流された例が挙げられる。また外来種のうち、いくつかの生物は、日本人にとって外来種に該当するが、移入されて害獣・害虫等の駆除に役立っている例もある。たとえば、ニジマスは、外来種であっても、単に美味であるという理由によって、駆除の対象から除かれている。しかし、有益無益にかかわらず、外来種が在来種と交雑することにより、在来種の遺伝子が変容することがありえる。この現象を遺伝子汚染と呼ぶことがある。生態系へ与える影響と、人間社会にもたらす利益を比較すれば、必ずしも外来種を全て抹消すべきであるという結論には至らないだろう。

模範解答例

私が一番関心のあるニュースは、COP10である。特にCOP10が掲げる遺伝資産の持続的な利用を取り上げたい。COP10は、様々な遺伝子情報が医学的に価値を持つことが分かるにつれて、遺伝資産の利用価値に注目するとともに、そこから得られる利益の分配を中心的課題とする会議になってしまったように思われる。しかし、私は、生物の多様性の保存とその国固有の在来種との関係について指摘したい。心ない人々による外来種生物の輸入と廃棄は、遺伝資産の価値を失わせるとともに、一方では新たな遺伝資産を生み出す可能性を秘めている。もし、人間よる遺伝資産の操作、言い換えれば交配による新たな遺伝資産を生み出すことが可能になれば、人類はより多くの遺伝資産を手に入れることになる。しかし、その条件は、遺伝資産の操作が完全に管理されること、そして人類が遺伝資産の利用を人類の平和と未来のために行うことであると私は考えている。

(394字)

松本歯科大学 解答 23年度

第Ⅰ期1日目試験

出題者のネライ

テーマの設定力を見る。

書き方のポイント

課題は、「歴史上の人物や著名人の中で、もっとも心ひかれる人をその理由とともに述べなさい」である。したがって、受験生の肉親や教員は自動的に省かれる。裏をかえせば、歴史に対してどのような評価を与えているかを問われいる。特に諸君が学んだのは歴史的に名を残した人間を使って語られる歴史である。これはアカデミックな歴史であり、必ずしも真実を伝えているとは言えない。反アカデミズムの歴史的解釈は様々なところで行われたが、その中でも対アカデミズムとしてのポジションを確立した人間の一人として、網野喜彦を挙げることが出来るだろう。ここで諸君には、歴史を創ってきたのは、歴史的に名を残した人間だけではないことを知る必要がある。徳川家康やジョージ・ワシントンなどだけが世界の歴史を創ってきたのではない。多くは、民衆が歴史を作り上げてきたことを忘れてはならない。歴史上の人物や著名人として、医学の分野から挙げれば、森？外、本名は森 林太郎(もり りんたろう)を挙げる人もいるだろうが、医学の歴史は患者のカルテが創ってきた歴史でもあることを忘れて欲しくない。さて、諸君は、矢ヶ崎康について知っているだろうか。矢ヶ崎康とは、松本歯科大学の創立者である。彼の述べる建学の精神は、句読点は無いが三つに分けられる。名文と言っても良いであろう。

しかしながら、課題は、「歴史上の人物や著名人の中で、もっとも心ひかれる人を」という指示だから、「歴史上の人物や著名人」を挙げる必要がある。この課題のポイントは、単に「もっとも心ひかれる人をその理由とともに述べ」ることにあるのではない。第一に現代にまで大きな影響を与えた人物を選ぶことである。このような人物を選ぶことで、過去の歴史と現代をつなぐことができる。そして、600字という字数に対応できる内容が生まれる。第二に皆が知っているような人物を選ぶとともに、その人物の詳細な行動について深入りしてはならないということである。たとえば、新撰組の沖田総司は人気があるが、沖田総司についてよく知っている人がこの小論文を書くと、よりよく知っているがために論旨が自己本位になるのは目に見えている。自己本位にならずに歴史と現代を結びつけるところにこの小論文のポイントがある。

模範解答例

私が歴史上の人物で最も心ひかれるのは、リンカーンである。彼は、アメリカの大統領であり、そして南北戦争と奴隷解放という歴史的事実を残した。私が心ひかれるのは、リンカーンの行動が現代にまで及んでいるからである。当時、リンカーンはその在任期間の

ほとんどを南部諸州の奴隷解放に費やしたのである。南部諸州の奴隷を解放するという大儀が南北戦争を起こしたのだと思う。しかし、彼はネイティブ・アメリカンに対しては、その人権を認めようとしたとは思われない。この対立するような事実、リンカーンの持っていた二面性が現代にまで及んでいることを私は指摘したい。奴隷解放と言っても、実質的には彼の政策の一つであり、黒人が白人と同じような権利を獲得したわけではない。キング牧師のワシントン大行進がその事実を裏付けている。そしてリンカーンから始まり、キング牧師を経て、歴史は現在のオバマ大統領につながったのではないだろうか。そして、リンカーンが無視した「ネイティブ・アメリカン」の問題に対しては、リチャード・ニクソンが、こうした「ネイティブ・アメリカン」権利回復要求交渉に対し、まともに取り組んだ。このように考えると、リンカーンは、歴史上の有名人物でありながらも現代のアメリカに大きな影響を与え続けているといえるのではないだろうか。このような理由から、私は歴史上の人物で最も心ひかれる人物としてリンカーン大統領を挙げたいと思う。

(597字)

第Ⅰ期2日目試験

出題者のネライ

テーマの設定力を見る。

書き方のポイント

　既に何度も出されているテーマである。それが出題される理由は、いつになっても小論文としての切り口を失わないからである。「あなたが目指す将来の到達目標として歯科医師像を述べなさい。」とは、「あなたが目指す将来の到達目標として歯科医師像」が受験生によって異なるために、受験生の考えを読み取りやすいという傾向があるからである。一般に、解答は「患者との関わり」や「社会貢献」であろう。しかし、平成23年3月11日の震災を境に、「公益」と言う概念が浮上してきた。なお、松本歯科大学は「良き歯科医師となる前に良き人間たれ」という教育目標をモットーとしている。しかし、その根本は、「歯科医師としてある前に良き社会人であらなければならない。」という大前提がある。他の大学でも課題として求めている「良き社会人」とは、抽象的な内容である。その抽象的な内容を、受験生がどのように具体的な実態として表現して見せるかが要求されている。

模範解答例

　私が目指す歯科医師とは、地域医療が出来る歯科医師である。多くの場合、歯科医師は患者がくるのを待っている。それは、歯科医師が一面では受注産業であるとことを示している。簡単に言えば患者が来るのを待っている仕事である。しかし、私は、自分の管轄できる地域に責任を持つ地域医療が出来る歯科医師になりたいと考えている。そのためには自らの収入の確保は大きな問題であろうと思う。イギリスにはホームドクターという制度があるという。ホームドクターは、健康診断のような役割を担いつつ、異常があれば必要な医療機関に連絡をとるという。この事実を考えたとき、歯科医師はホームドクターのような役割を地域で果たしているだろうか。私は、日本の歯科医師がそのような役割を果たしているとは考えられない。現在の歯科医師が行っているのは、患者が来るのを待っている受注産業ではないだろうか。以上のことから、私の目指す歯科医師の将来像とは、自分の管轄できる地域に責任を持つ地域医療が出来る歯科医師になりたいとうのが希望であり、そのような歯科医療を実現したいというのが私の願いである。以上のように考えて、私が目指す将来の到達目標とは、第一に地域医療が出来る歯科医師であること、第二に、自分の管轄できる地域に責任を持つ地域医療が出来る歯科医師になりること、そし第三に地域社会の中で良き社会人として自分の勤めを果たしたいと考えている。

　（593字）

第 II 期 試 験

出題者のネライ

テーマの設定力を見る。

書き方のポイント

この小論文の目的は、「捕鯨の是非について」の受験生の論理展開を見ることにある。捕鯨というと私たちは鯨だけを考えがちである。しかし、鯨とは歯鯨(イルカやシャチなど)とひげ鯨(ヒゲクジラ類は歯をもたず、「鯨鬚」(くじらひげ)と呼ばれる器官を使ってオキアミなどののプランクトンや小魚を食料ととしている。)は、鯨類を大きく二つに分類する概念である。基本的には、捕鯨に対して賛成か、反対かの対立構造があり、国際捕鯨委員会の内、でも分かれている。所謂主に食糧として捕鯨をしている国々に対して、アメリカのように、国内少数民族の先住民生存捕鯨は是認しているが商業捕鯨には反対するといった国も珍しくない。中でも捕鯨国のカナダは、国際捕鯨委員会を脱退していることは知っておいても良いだろう。捕鯨への反対団体は、オランダのアムステルダムに本部を置くグリーンピース(Greenpeace)が挙げられる。また、シーシェパードは、欧米社会を中心とした支持を受けてはいるが、日本政府からはエコを標榜したテロリスト団体と認識されている。これが現状であるが、捕鯨の是非について述べることは、「対象生物の保護」か「文化としての捕鯨の保護」かのいずれかである。アメリカのように、国内少数民族の先住民生存捕鯨は是認しているが商業捕鯨には反対するといった国があることを思い出して欲しい。日本は、「対象生物の保護」か「文化としての捕鯨の保護」という妥協、または「捕鯨からの全面撤退」かカナダのように「国際捕鯨委員会を脱退」するかという対立的選択肢しかないといえるだろう。ところが、課題は、「捕鯨の是非について」とある。したがって、「対象生物の保護」か「文化としての捕鯨の保護」という妥協案を展開することが出来ない。したがって、「捕鯨からの全面撤退」か「国際捕鯨委員会からの脱退」のいずれかを選択して述べることになる。ここで覚えておいて欲しいのは、どのような小論文でも反対論は書きやすいというセオリーである。

模範解答例

私は、捕鯨を認める考えに立つ。捕鯨とは、言い換えれば鯨を食べるという食文化をどのよう捉えるかという課題であると考えている。食文化という観点では、お互いの食文化は尊重されるべきであると思う。ところが、現状ではアメリカが、国内少数民族の先住民生存捕鯨は是認しているもかかわらず、商業捕鯨には反対している。その理由は、鯨の捕獲量は無制限に許されるものではないという考え方にある。そして、他の国では日本が行っている調査捕鯨に関しても反対を唱えている。私は、その論理に対して、日本の捕鯨の続行を主張する。確かに日本の現状を見ると、アメリカのような国内少数民族の先住民生存捕鯨ではないが、我々日本人は、鯨を食料として考えている。すると我々の選択肢は、「捕鯨からの全面撤退」か「国際捕鯨委員会からの脱退」のいずれかを選択することしかない。私は「国際捕鯨委員会からの脱退」によって、捕鯨を実行すべきであると考えている。その理由は、日本

が文化として鯨を食べてきたこと、言い換えれば伝統的食文化を他国から禁止される理由がないとも言える。たとえば、日本人が牛肉を食べることを禁止したいと言い出しても、相手にされないだろう。このように考えると捕鯨の禁止とは欧米の論理によって形成された結論であり、そこに捕鯨国の食文化は全く考慮されていないと考えることが出来る。したがって、私は、捕鯨を認める考えに立つことを主張する。

(596字)

第 Ⅲ 期 試 験

出題者のネライ

テーマの設定力を見る。

書き方のポイント

　この小論文のポイントは、受動喫煙に関する知識にある。受動喫煙とは、喫煙により生じた「副流煙」や喫煙者はき出す「呼出煙」が含む有害物質を含む煙を吸入させられることである。傍らでたばこを吸われると、たばこから立ち上る煙や喫煙者が吐き出す煙などには、ニコチンやタールなどが含まれている。この受動喫煙により、癌や心臓疾患など危険が増加する。現在、受動喫煙が問題視されているのは予防医学の観点からといってよいだろう。WHOは、たばこの規制に関する世界保健機関枠組条約(たばこ規制枠組条約：外務省ホームページ http：//www.mofa.go.jp/mofaj/gaiko/treaty/treaty159_17.html で見ることが出来る)によって受動喫煙防止を要望・推進している
　一方、喫煙者の権利から考察した場合はどうだろうか。現在、法律では喫煙は禁止されていない。ましてや、喫煙の有無を強制的に検査しようとすれば人権侵害につながるだろう。学内では喫煙をしないが、自宅では喫煙をするという喫煙者はどのような扱いになるのだろうか。このポイントは、その場が公共の場であるか否かが大きな鍵となる。たとえ、憲法に記された人権や財産権であっても、公共の利益のためには制限される場合がある。実際、実施している大学は、構内を公共の場と捉えて、構内での喫煙を禁止し、誓約書などを求めて、その遵守を求めていると考えるのが妥当だろう。

模範解答例

　喫煙者を入学させないという大学があるとすれば、その理由は受動喫煙にあると考えられる。なぜなら受動喫煙は、喫煙者の周囲の人間の癌や心臓疾患などの危険性を増加させるからである。受動喫煙とは、喫煙者の喫煙によって排出されるニコチンやタールによって、喫煙者の周囲の人間の健康の危険性を増大させる。たとえば、ニコチンは習慣性があり、ニコチン切れによる注意力散漫やいらいらとした感覚が増大する。そのほかにも癌を起こす多くの物質を含んでいる。私の記憶では、子供が誤って飲み込んだ場合の致死量は、ほぼたばこ一本分だったと記憶している。ニコチンの他にもタールがある。タールにも発癌性物質が含まれている。発癌性物質や発ガンを引き起こす可能性のあるものまでを含めると、かなりの種類になることは容易に想像できる。喫煙者からは、たばこの中には、低タールのたばこがあるという考え方があるかもしれないが、たとえ低タールであってもタールやニコチンを含んでいるという事実には変わりがない。結果的には受動喫煙を生じさせることにつながる。あるいは、受動喫煙に対して喫煙者の権利が持ち出されるかもしれない。しかし、喫煙者の権利は、それが著しく喫煙者の権利を侵害しない限りにおいては、公共のために制限されても、認められると考えるべきであると思う。喫煙者を入学させないという大学があるとすれば、以上のような理由によると、私は考えている。

(596字)

大阪歯科大学

解答

23年度

出題者のネライ

　大阪歯科大学の建学の精神について、どのように理解しているかを問う。また、テーマの設定力を見る。

書き方のポイント

　私立大学には、建学の精神というものがある。これが国公立大学と異なり、大きな独自性を生み出す原動力となっている。したがって、私立大学を受験するのであれば、小論文の有無に関係なく、建学の精神を理解しておくことは必須である。１０年以上前のことだが、藤田保健衛生大学が、同じような趣旨で小論文を書かせている。藤田保健衛生大学には、独特の建学の精神である、「獨創一理」があり、優れた成果を生み出している。一方、大阪歯科大学は、２０１１年に創立百周年を迎えた。したがって、大阪歯科大学は、自らのルーツに立ち返り、受験生にも建学の精神を、現代においてどのように理解するかを質問しているのである。大阪歯科大学のルーツであるとともに、「博愛」「公益」の言葉が出て来る建学の由来を大阪歯科大学HPから引用しておこう。強調・下線は筆者がつけたものである。

　「本学の創立者である藤原市太郎は、元治元年（1864）幕末の大阪島ノ内の町家に生をうけ、明治初期の激動の中で多感な青少年期を過ごしています。明治5年（1872）に今の学校制度の原型となる「学制」が発布され、ちょうど藤原の就学期にあたり、新しい開化的な教育を受けた第一世代といえます。藤原がいつ頃、歯科医をこころざし、歯科医師となったかは不明ですが、すでに明治20年代から後継の指導を始め、30歳の時には自らの診療所に20名ほどの内弟子がいたと伝えられています。明治27年（1894）5月、自らが提唱し「歯科医学講習所」を開設し、同業の諸氏とともに歯科医師を目指す人々への継続的な教育を開始しています。

　国は、すでに明治17年（1884）から歯科医術開業試験を実施していましたが当時、歯科医学教育を行う正式な機関はなく、藤原のような個人の篤志家に歯科医学教育はゆだねられていたといえます。ようやく明治32年（1899）に私立学校令、明治39年（1906）に歯科医師法が制定され、歯科医学教育の法的基準が整備される中、大阪の地に正式な歯科医学校の設立を決意した藤原は同僚の歯科医師の協力を得て、明治44年（1911）に現在の大阪市福島区に大阪歯科医学校を創立しました。藤原48歳の時です。後継の教育を始めて20年の歳月が経過していました。

　藤原は、開校後も厳しい財政状況の中で教育環境の改善に努めました。大正2年（1913）に学校設立の付帯条件であった付属医院を開設し、大正4年（1915）には早くも大国町に校舎を移転しています。学生数増加により施設が狭隘となったためです。さらに大正5年（1916）には生野の地に専門学校の設置基準にかなう校舎と校地が見つかると早速、購入し改築工事を行っています。しかし、こうした投資への資金繰りは藤原が独力で行わざるを得ない状態になっていました。ついに、夢であった専門学校昇格に必要な設立基金を準備できずにいました。このままでは学校を継続できないと考えた藤原は、専門学校昇格への期待を持って東京に出向き、資産家の古川賢治氏に会い協議した結果、学校を古川氏が継承し、藤原は潔く学校を去りました。振り返れば、わずか5年足らずの歳月でありました。

学校を継承するにあたって、藤原が古川氏に確認した言葉が残されています。「学校経営事業は営利に非ず、博愛公益のために努力するものなること」。

　後年、藤原は昭和11年（1936）に開催された学校創立25周年の記念式典に来賓として参列し、「不肖私は例え現職に有ると無きに拘わらず、夢寝にも学校のことは念頭を去らず、一途其の興隆ならん事を希いたり、今や名実共に棋界に君臨する本校の威容を見ては唯感極まり熱涙に咽ぶのみなり、不肖の微々たる力も多数の良き後援者を得て茲に立派なる成果を結びたり、これ私の今生に残せし最大のおくり物であり、是に因り私の生き甲斐ありしを今更強く覚えたり」と祝辞の中で、自らの心境を語っています。」
大阪歯科大学HP、「創立者藤原市太郎の人となり」より引用。

　「博愛」「公益」の意味が上記引用では、教育について述べたものとなっている。しかし、この小論文で求めているものは、「歯科医師が目標とする『博愛』『公益』」である。そこに出題の意図があると言える。ここでは、「博愛」について、受験生の解答に大きな違いは見られないだろう。したがって、「公益」をどのように考えるかにポイントを絞るべきである。なお字数が４００字と少ないので、２００字程度に分けて、二つの質問についてストレートに解答すべきである。

┌─────────┐
│ 模 範 解 答 例 │
└─────────┘

　博愛とは、人々を博く愛することである。具体的には、第一に患者を身分や収入、性別などによって差別しないことである。これは、医師にとっては、絶対的な倫理である。そして第二に患者との人間関係を大切に出来ることであると私は考えている。歯科医師も人間であり、患者と相性がよくないということがあるだろう。しかし、そこで患者を拒否したり差別することは許されない。それが博愛の意味であると私は考えている。次に、公益とは、個人の利益と社会の利益が対立した場合に、社会の利益を優先するのが公益の意味であると私は考えている。たとえば、過疎地域では歯科医師の需要は少ないであろう。しかし、少ないながらも需要は存在する。一方で歯科医師も収入を得なければ生活できない。これは、個人の利益と公益が対立した状況である。このよう状況の中自ら過疎地域に赴任するとしたら、それこそが歯科医師が公益を優先したと言えると私は考えている。

（３９７字）

鶴見大学

解　答　23年度

第 I 期 27 日試験

出題者のネライ

テーマの設定力と医療人としての自覚を見ようとする。

書き方のポイント

鶴見大学の建学の精神は、「大学円成　報恩行持　感謝を忘れず　真人(ひと)となる」である。この精神は、平成23年度の出題の根底全てに横たわる理念なのである。解説すれば、「生きるもの全てに対する深い慈愛の心」「自分自身の人間としての完成」「他者との関わり(縁：えにし)に気づき、他者とどのように共生するかを考えること」だと言えるだろう。なお、HPで鶴見大学の建学の精神を読んでおくべきである。それでは、上記の内容を基本として信頼される医療人とはどのような医療人であろうか。それは、「自分自身の人間としての完成を目指しながら、他者との関わり(公益)の中で、患者さんとの関係を大切にすることである。」と言える。多くの辞書では、信頼について「相手を信用して疑わず、任せきりし、相手に誤りが無いものとして信頼すること」としている。ただし、医療の分野ではミスをしないことが信頼を形成するに繋がるのは表面的な理解である。確かに医療ミスは信頼を損なう。だが、信頼とは、その向こうに存在する。それは、患者さんへの誠実さであり、同時に自分自身への謙虚さである。多くの人間は自分のミスを隠蔽して逃げようとする。だが自分のミスを認めるとともにその回復に全身全霊を尽くすものは、その誠実さ故に信頼を獲得するのである。筆者が理解する医療人の「大学円成　報恩行持　感謝を忘れず　真人(ひと)となる」とは、以上の内容である。

模範解答例

私が、信頼される医療人として大切だと考えていることは、患者さんへの誠実さであり、同時に自分自身への謙虚さであると考えている。多くの医師は医療ミスをしても認めたがらないであろうし、保険によって賠償金を払えばそれまでだと考えているのではないだろうか。しかし、それでは本来の信頼は得られない。なぜなら真実の信頼とは、金銭のような表面的な誠意の表明では得ることの出来ないものであるからである。従来、多くの医療ミスが全て一つに扱われてきた。それは生命に関わることが多くの内容を占めていたからである。しかし、歯科医の場合は義歯のために歯形を採る際に失敗するような場合もある。これは医療ミスに入るかもしれない。技術的ミスと言うべきかもしれない。そのミスを覆い隠すことは簡単である。そしてその費用は患者さんの保険から支払われることだろう。しかし、私は、自分の失敗を正直に患者さんに言いたいと考えている。「自分は技術的な失敗をしてしまった。その行為については、全身全霊をもって償い、自分への戒めとしたい。」と言いたい。そして去っていく患者さんには、誠意を持って新たな医師を紹介し、残って

くれる患者さんには、自分が誠実に対応していることを認めてもらいたい。以上が、私が信頼される医療人として大切だと考えていることである。医療人として、患者さんへの誠実さ、そして自分自身への謙虚さを持つことが最も大切であると考えている。

(597字)

第Ⅰ期 28日試験

出題者のネライ

テーマの設定力と医療人としての自覚を見ようとする。

書き方のポイント

鶴見大学の建学の精神は、「大学円成　報恩行持　感謝を忘れず　真人(ひと)となる」であることは既に述べた。この精神は、平成23年度の出題の根底全てに横たわる理念となっており、建学の精神を現在でも重視していることの現れなのである。したがって、鶴見大学の建学の精神について理解しておくことは、鶴見大学の今後の小論文対策となることも指摘しておこう。「大学円成　報恩行持　感謝を忘れず　真人(ひと)となる」とは、筆者の理解では、「生きるもの全てに対する深い慈愛の心」「自分自身の人間としての完成」「他者との関わり(縁：えにし)に気づき、他者とどのように共生するかを考えること」である。この理解に基づけば、地域医療とは「地域の住民に対する深い慈愛の心(公益)を通して、自分自身の人間としての完成を目指すとともに、他者とどのように共生するかを考えることである。」と言える。

模範解答例

私は、地域医療に貢献するために大切だと考えていることは、地域の住民に対する深い慈愛の心(公益)を通して、自分自身の人間としての完成を目指すとともに、他者とどのように共生するかを考えることであると思う。地域医療とは、多くの要素を含んだ複合的な概念であると思う。現在の日本ではホームドクターという制度はないが、歯科医師による地域医療とは、自分自身が地域に密着して、地域に住む人々の口腔内の疾病について貢献することであると私は考えている。歯科医師本来の仕事をその地域において全うすることが重要だ。そのためには、第一には、特定地域を定めて、そこで診療をしている歯科医師との連携をとることが重要だと思う。駅の周辺、患者さんの住居の周辺などの医師がお互いに情報交換することによって、同一地域の歯科医師であれば、患者さんに対して最善の対応を採ることが出来るだろう。第二に、私は地域とともに生きるという思想が大切だと考えている。確かに歯科医師も人間である。家族の問題や設備や経済的な問題などによって診療所を異動することもあるだろう。しかし、自分が責任を持ってきた患者さんに対しては、次の歯科医師を紹介するなどの誠意が必要であると思う。このように考えて、私は、地域の住民に対する公益への責任、自分自身が誠実な人間として完成すること、そして、他者とどのように共生するかを考えることが最も大切であると考えている。

(597字)

第 II 期 試 験

出題者のネライ

テーマの設定力と医療人としての自覚を見ようとする。

書き方のポイント

Kristen Philipkoski は、Wired.com(2004年06月01日付け)において、歯科医療の技術的進歩についてレポートしている。そこから主なものを取り上げてみると、第一に歯の細胞移植による歯の再生、笑気ガス(亜酸化窒素)などを使用した無痛治療、オゾンを使用してバクテリアを殺すことによる虫歯の防止と回復などである。ただし、オゾンは大量に吸い込むと有害である。このヒールオゾンは、ドイツのカボ社が販売しているが、オゾンそのものが薬事法の関係から日本では認められていない。

しかし、この課題が求めているものは、上記のような技術的課題の解決だろうか。鶴見大学の建学の精神は、「大学円成　報恩行持　感謝を忘れず　真人(ひと)となる」である。この精神は、平成23年度の出題の根底全てに横たわる理念なのである。したがって、「生きるもの全てに対する深い慈愛の心」「自分自身の人間としての完成」「他者との関わり(縁：えにし)に気づき、他者とどのように共生するかを考えること」が、この課題への解答のスタートとなる。面倒な患者を避けようとは考えていないか、患者と良い関係を結ぶにはどのような発想が必要か、そして他者との共生(地域医療における公益)をどのように考えるかがポイントとなる。

模 範 解 答 例

私が望む歯科医療の未来とは、患者さんが歯科医師を訪れることに抵抗感を覚えないような歯科医療である。現在の患者さんは、多かれ少なかれ、「行かなければならないことは分かっているけど、出来れば行きたくない。」というのが本音ではないだろうか。したがって、私は、患者さんが歯科医師を訪れることに抵抗感を覚えないような歯科医療が、未来には実現されていて欲しいと考えている。現在、歯科医院を訪れるということは、多くの人にとっては、ドリルの甲高い音と次に何をされるのかが不明であるという恐怖感と向き合うことである。そして、治療が終わるまでに定期的に通院することを考えてうんざりとしてしまうのである。これらの状態を改善することによって、患者さんが歯科医院を楽しみとして訪れる出来るのではないだろうか。先ず、第一に実現したいのは、治療項目を明確にするとともに治療期間を決めて、患者さんの都合を考えてスケジュールを組むことであると思う。第二に歯科医師が使用するドリルの音を代えたい。携帯電話のように患者さんが望む音に代えることが出来ると良いと思う。そして第三に最も実現したい要素として、患者さんとの信頼関係を築き、地域医療を担う歯科医となることである。地域に住み、地域の人々の口腔のを患者さんの生涯にわたってケアしたい。以上が私の望む歯科医療であり、それを実現するために私が採るべき行動であると考えている。

(593字)

奥羽大学

解　答

23年度

前　期　試　験

出題者のネライ

テーマの設定力を見る。

書き方のポイント

　本来、生物多様性とは、生物が単一種ではなく、多くの種に分かれるとともに、交配が不可能という現実のが壁があって、生物の機能や生態系での役割がそれぞれ異なり、それぞれが生態系の中で独自の役割を果たしているとう考え方であった。これは、全ての生物に対して、自然界での役割があるという考え方に基づいている。しかし、1992年に採択された環境条約のなかの生物多様性条約で、「遺伝資源」という言葉が使用されると急速に状況は変化した。その結果、現在では、生物多様性が意味するものは、生物個体が持っている遺伝子情報である。現在使われている言葉に置き換えれば「遺伝子資源」という言葉に該当する。「遺伝子資源」とは、新たな医薬品を開発するために利用される微生物や植物、動物のことを指している。現在では、これらの「遺伝子資源」は、現在から将来にわたって莫大な利益をもたらすとされている。実際、インフルエンザ治療薬、タミフルの原料は、中国料理に使用される八角(トウシキミの果実)であった。現在では化学合成も行われているが、初めから化学合成が出来るわけではない。一方で、これらの「遺伝子資源」は、アフリカや東南アジアなどを中心とする地域に未発見のものが多く存在していると考えられている。しかし、それらの「遺伝子資源」を商品として開発し、利益を得ているのは先進国である。そのために、「遺伝子資源」使って生まれる利益の配分などで、発展途上にある国々と先進国が対立してきた。2010年10月に愛知県名古屋市で開かれた国連の生物多様性条約第10回締約国会議(COP10)で、遺伝資源の利用をめぐる新たなルールを定めた「名古屋議定書」が採択された。2011年、西田恒夫・国連大使は5月11日に、米ニューヨークの国連本部で、昨年10月の国連生物多様性条約第10回締約国会議(COP10)で採択された「名古屋議定書」に署名した。

　ちなみに、ここで言うCOPとは、「国連の生物の多様性に関する条約締約国会議」のことであるが、正式な名称はConvention on Biological Diversityであり、CSDと略される。一般には、「締約国会議」の略称であるCOP(Conference of the Parties)と呼ばれているが、通常はCBD/COPのように称される。第1回締約国会議(COP1)は、1994年に、バハマのナッソーで開催されている。同様に「COP」と呼ばれているものに「気候変動に関する国際連合枠組条約(United NationsFramework Convention on Climate Change)締約国会議」がある。こちらは第1回締約国会議が1995年にドイツ、ベルリンで開催された。1997年には第3回締約国会議(COP3)が京都で開催され、「京都議定書」採択され、翌年の1998年に、アルゼンチンブエノスアイレスで開催された第4回締約国会議(COP4)では京都議定書の早期発効を目指す「ブエノスアイレス行動計画」が採択された。

　こうした会議のほかに生物多様性を考えるうえでの手がかりとなるものに、ラムサール

条約やワシントン条約がある。ラムサール条約は、正式には「特に水鳥の生息地として国際的に重要な湿地に関する条約(Convention on Wetlands of International Importance Especially as Waterfowl Habitat)」と称され、水鳥を食物連鎖の頂点とする湿地の生態系を守ることを目的として、1971年に制定され、1975年に発効した条約である。ラムサール条約締約国会議はラムサールCOPとも呼ばれ1980年に第1回締約国会議(COP1)がイタリアのカリャリで開かれ、2008年に韓国の昌原市で第10回締約国会議(COP10)が開催された。次回は2012年にルーマニアでの開催が予定されている。 なお「ラムサール」はこの条約が作られたイランの都市名である。

またワシントン条約(Washington Convention)は正式には「絶滅のおそれのある野生動植物の種の国際取引に関する条約(Convention on International Trade in Endangered Species of Wild Fauna and Flora)」と呼ばれ、絶滅が危惧されている野生の動植物の国際的な取引を、輸出国、輸入国双方の協力によって規制し、絶滅に瀕している野生の動植物の保護を目的としている。1972年の国連人間環境会議を受け、1973年にアメリカのワシントンで採択され、1975年に発効された。日本は1980年に締約国となった。

模 範 解 答 例

私は、生物多様性とは、遺伝子資源の多様性という意味で理解しており、それが人類の幸福のために生かされることを願っている。本来、生物の多様性とは、様々な生物が存在する現象として理解されてきた。しかし、現在は、生物多様性とは、COP10に見られるように、遺伝子の多様性として捉えられている。現実には、薬品開発などが行われている。以上の理由から、私は生物多様性とは、遺伝子資源の多様性という意味であり、それが人類の幸福のために生かされることが必要であると考えている。今まで、生物の多様性とは、生物の機能や生態系での役割がそれぞれ異なり、生態系の中で独自の役割を果たしているとう考え方であったと私は理解している。実際、沖縄島に移入されたマングースは、ハブを排除するために生物の多様性が利用されたものだと思う。ところが、遺伝子の研究が進むにつれて、特定の生物が特定の遺伝子情報を持ち、その遺伝子情報を人類のために利用出来ることが分かってきた。具体的には、菌類や植物などの持つ遺伝子特性が、医療のための薬品開発に役だっているとという事実がある。同時に、そこから生まれる利益について途上国と先進国との間で対立があるということも新聞などで知った。したがって、私は生物多様性とは、遺伝子資源の多様性という意味で理解しており、途上国と先進国との対立を乗り越えて、人類の幸福のために生かされることを願っている。

(592字)

後 期 試 験

出題者のネライ

テーマの設定力を見る。

書き方のポイント

「ヒートアイランド」という語は、英語の示すとおり高温地域が島のように見えることに由来している。この言葉が日本で使用されるようになったのは1970年代以降であった。この現象は、日本の高度成長期と同時期に起きた問題である。1970年代には都市開発が盛んに行われ、結果的にそれまでの建築物による市街、言い換えれば都市構造が大きく変化したために起きた。高層のビルやマンションなどの建設によって風の流れが変化し、しかも、日中に熱を蓄えたアスファルトやコンクリートが、夜間に熱を放出するようになった。また冷房施設の影響も見逃せない。冷房施設は、本質的に温度を下げるわけではなく、冷房施設という媒介を通した熱交換に過ぎない。その結果、熱の放出は風の流れに変化をもたらし、「ヒートアイランド」現象を生み出すこととなった。現在では、「ヒートアイランド」現象の緩和策として、ビルにツタ植物を這わせたり、ビルの屋上に緑地を増加させるなどの対策が行われている。昔は、打ち水と言って、水をまき、水が気化するときに気化熱を奪うことを利用して周囲の温度を下げることが、行われていた。しかし、打ち水は高層建築物にはあまり意味を持たないことはすぐに分かるだろう。

なお、この問題は、ある意味、「エコロジー」に関係する課題と考えることも出来る。「エコロジー」に関係する課題と捉えて、「ヒートアイランド」と「エコロジー」との関係について論じるのが最も妥当な選択肢である。「ヒートアイランド」と「都市計画」について論じる方向もあるが、受験生が「都市計画」に関する知識を持っていると考えるのは無理があるだろう。

模範解答例

私は、ヒートアイランド現象とエコロジーの関係に目を向けるべきであると考えている。なぜなら、ヒートアイランド現象とは、人間が快適に過ごせるように人工的な方法を採用することによって生まれ、同時に大量のエネルギーを利用した結果であると考えられるからである。、人間は、自らが作り出す環境と地球の自然環境が折り合いをつけることを考えなければならないと考えている。化石燃料の使用による二酸化炭素の発生、自然環境を犠牲にした低下価格の電力としての水力発電や火力発電などは、20世紀が経済発展を優先にして環境を犠牲にしてきたことの証明であると思われる。そして20世紀に発見されたオゾンホールと人体に有害な紫外線の関係が取り上げられ、その後、フロンガスの規制が行われた。そして京都議定書を経て地球温暖化ガスの減少を図るための方策が決定された。しかし、ヒートアイランド現象が意味するものは、自然環境と人間の作り出す環境の間に調和がないことを示している。調和とは、人間の作り出す環境と地球の自然環境が折り合いをつけることであるが、地球の自然環境が人間と話し合うことはできない。私は、それがエコロジーの基本的な

考え方であると考えている。したがって、私は、ヒートアイランド現象とエコロジーの関係に目を向けるべきであり、人間は、自らが作り出す環境と地球の自然環境が折り合いをつけることを考えなければならないと考えている。

(595字)

平成22年度

問 題 と 解 答

平成22年度

日本大学

時　間：60分
字　数：600字以内
配　点：50点

問　題　　22年度

　高度専門的職業人である歯科医師養成を目的として，日本大学歯学部は豊かな人間性と感性を兼ね備えた医療人を育成していくことを，教育方針のひとつに掲げています。そこで，入学後に個々の学生が人間的に成長していくために，日常的にどのようなことを心掛けてこの目標達成に取り組むか，あなたの考え（姿勢）について述べなさい。　　　　（横書き：600字以内）

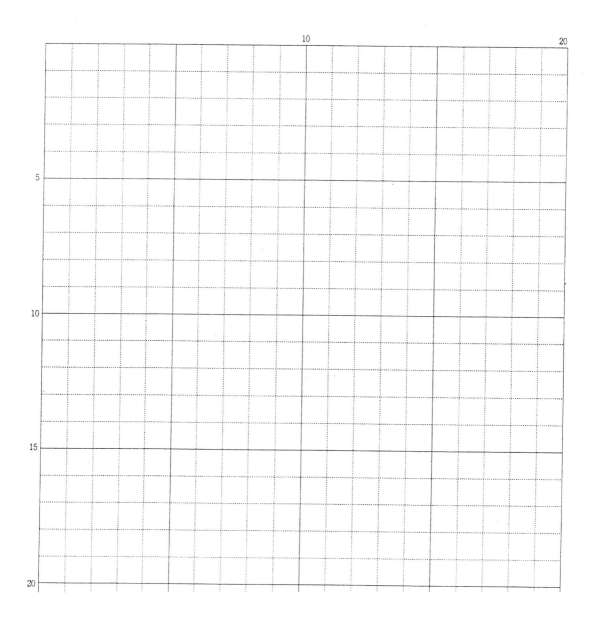

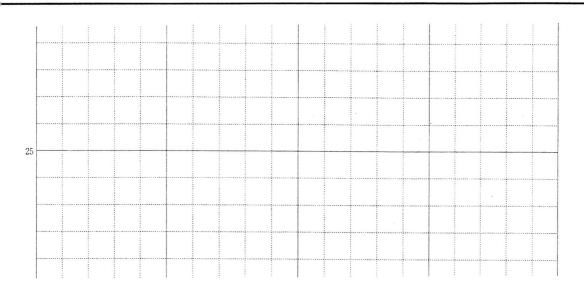

日本大学松戸歯学部

時　間：50分
字　数：300〜400字以内
配　点：50点

問　題　　22 年 度

Ａ方式第1期試験

裁判員制度について，あなたの考えを述べなさい。

（横書き，300字以上 400字以内）

日本大学松戸歯学部　問題　（4）

Ａ方式第2期試験

最近のニュースの中で，一番関心を持った事柄について，あなたの考えを述べなさい。

（横書き，300字以上400字以内）

評点	※

(20×20)

鶴見大学

時　間：50分
字　数：600字以内
配　点：50点

問　題　　　22 年 度

第 I 期

小　論　文

600字以内　50分

QOL（Quality of Life）における
歯科医師の役割を論述せよ。

第 Ⅱ 期

小 論 文　　六百字以内　五十分

これからの歯科医療に期待することを論述せよ。

松本歯科大学

時　間：各60分
字　数：各600字以内

問　題　　　　22年度

一般入試（前期―1）

小　論　文

［テーマ］

　人生における「成功」と「失敗」については、あなたの考えを記しなさい。

一般入試（前期―2）

小　論　文

［テーマ］

「学ぶこと」と「教えること」の相互の関係について述べ、あなたはその関係をどのように自分の勉強に反映させると良いと考えますか。

一般入試（中　期）

小　論　文

［テーマ］

自然科学に属する物理や数学などと比較した場合、医学、歯科医学の特徴は何か、あなたの考えを記しなさい。

一般入試（後　期）

小　論　文

［テーマ］

大学生活を通して身につけなければならないものの一つに「コミュニケーション力」があると言われています。そのために本学に入学後、あなたは何を学び、どのような状況の時に発揮したいか考えを記しなさい。

愛知学院大学

時　間：各40分
字　数：各600字以内

問　題　　　22　年度

22年度入試問題小論文テーマ

「入試を突破すれば、晴れて歯学部の学生となります。それを前提にして次のテーマに臨んで下さい。」

前 期 試 験 A
小 論 文
[テーマ]
「 義 務 と 責 任 」

中 期 試 験
小 論 文
[テーマ]
「 情報社会の光と影 」

後 期 試 験
小 論 文
[テーマ]
「夢」

大阪歯科大学

時　間：40分
字　数：400字以内

問　題　　　22 年 度

大阪歯科大学　平成22年度　一般入学試験（前期）

〔小論文〕＜時間 40 分＞400 字以内にまとめなさい。

◆小論文テーマ

　　最近、歯科治療においても、安全・安心の徹底が叫ばれるようになっています。

　　では、患者さんの立場からみた「安心の歯科医療」とは、どんなことが考えられるか、患者さんの目線で述べなさい。

日本大学

解　答　　22年度

出題者のネライ

テーマの設定力と文章を論理的に構成する能力を見る。

書き方のポイント

テーマは、「豊かな人間性と感性を兼ね備えた医療人」である。諸君は人間の人体はすべて同じであると考えているかもしれない。そして痛さも同じように感じているはずだと思っていることだろう。しかし、それは誤りである。たとえば、人間の肋骨は12対24本と書かれているが、13対ある人も珍しくない。内臓逆位のように、内臓の配置が、鏡に写したようにすべて左右反対になる場合もある。このように、諸君の学ぶ「医学」は、抽象的人間を対象としている。しかし、実際の患者は、生身の患者であり、「個性豊かな人体」を持っている。昔は、相手の体格や症状を見て、薬を処方した。それを「匙(さじ)加減」といったのである。言い換えれば、「豊かな人間性と感性を兼ね備えた医療人」とは、患者を良く観察して、その状況を把握できる医療人ということになる。

模範解答例

私は、豊かな人間性と感性を兼ね備えた医療人となるためには、医療の対象が生身の人間であり、医療は人間のためにあるということを常に心がけることが必要であると思う。そのためにはボランティアや地域活動などを通して、様々な人々と出会うことが必要であると思う。大学で医学を学ぶための教科書に書かれていることは、病状や治療の知識である。「多くの人がこうである」と言うことを示すもので、「個人」を対象としたものではない。また、勉強のためには、人体モデルを使い手技を練習したり、遺体を解剖することもある。しかし、人体モデルには感情や人生観、家族や友人などない。物言わぬ遺体に対して、症状や仕事のことなど尋ねながらメスを入れることもない。したがって、医学そのものを学ぶ際には、患者の個性や患者の生き方、患者を取り巻く環境と言ったものに目を向ける機会が少ない。だが、医師となった時、目の前に現れるのは、様々な個性や感情を持ち、様々な人生を送ってきた人々である。こうした患者に対応するためには、検査結果などのデータだけで判断せず、患者の訴えをよく聞き、症状だけではなく、患者がどのような人であるかということを理解した上で治療方針を決めることが必要になる。こうした対応は生身の人間に対する理解や愛情がなければできないものである。こう考えて、私は、医療は人間のためにあるということを常に心がけることが必要であると考えている。

(598字)

日本大学松戸

解答

22年度

A方式 第1期試験

出題者のネライ

時事問題である。テーマの設定力と文章を論理的に構成する能力を見る。

書き方のポイント

これは、時事問題である。裁判員制度は、平成16年5月21日「裁判員の参加する刑事裁判に関する法律」が成立し、平成21年5月21日から裁判員制度がスタートした。このような制度は、諸外国にもあり、日本でも戦前、戦中に行われていた陪審制度では、有罪かどうかを陪審が決定し、有罪の場合には、どのような刑にするかを裁判官が決定していた。一方、裁判員制度は、裁判員と裁判官が有罪かどうかを決め、有罪の場合にはどのような刑にするかを決めることが出来る。基本的には裁判官に、6名の裁判員が加わるが、目的は国民が裁判に参加することにより、裁判を国民により身近にするという点にある。

模範解答例

私は、裁判員制度について賛成である。なぜなら、裁判官や検察官と言った法律の専門家の視点だけではなく、普通の社会に暮らしている一般市民の感性を裁判に活かすことは非常に重要なことだと考えるからである。従来の裁判では、起訴された事件について、判例をもとに法律の専門家が判決を出してきた。しかし現在は、複雑な人間関係や社会状況を背景とする、これまでにないタイプの犯罪が増加している。それに伴い、犯罪者の心情や犯罪に至る状況も複雑化している。そして、一般市民の犯罪への感情も大きく変化し、必ずしも法律の専門家と同じ意見を持つとは限らない状態になっている。こうした状況で法律の専門家の視点だけで判決を下すことには賛成できない。むしろ法律の専門家ではない裁判員の価値観や体験をもとに、犯罪への一般市民の判断を反映することが必要である。以上のような観点から、私は、裁判員制度は必要であると考えている。

(392字)

Ａ方式　第２期試験

出題者のネライ

時事問題である。テーマの設定力と文章を論理的に構成する能力を見る。

書き方のポイント

これは時事問題である。常にメディアを通して、医療関係の記事に触れることが必要である。ここでは、カンガルーケアを取り上げている。カンガルーケアは1979年にコロンビアのボゴタで始められたケアである。当初は保育器不足に対応するため、母親が新生児を抱くことで、新生児、特に低体重児の体温維持を目的としていた。しかし、このケアには、新生児の体温を保つ効果が保育器よりも高いことだけでなく、新生児の無呼吸が減少したり、母親の持つ常在菌を新生児に与えることが可能になり、新生児の細菌感染を防ぐなどの多くのメリットがあることがわかってきた。そのため、欧米諸国や日本でも広がりを見せるようになった。しかし、日本においては新生児の急変や死亡といった事故が相次いでいる。その原因の一つが日本の分娩室の温度が低いことである。元来、南米のコロンビアという暖かいところで生まれたケアであるにも関わらず、そういった点を考慮しないまま新しいケアを取り入れたからである。そのため、低体温や低血糖を起こし、事故を招く結果となった。このように新しい医療に対する正しい知識や技術、適切な実施方法などを持たないまま、新しい医療を取り入れることは、大変に危険なことである。常にメディアを通して、医療関係の記事に触れることを忘れないでほしい。

模範解答例

最近のニュースの中で一番関心を持ったことは、カンガルーケアによる新生児の死亡事故が発生していることである。なぜなら、このニュースから、医療に携わる人間は常に学ぶことを忘れず、医療の進歩についてゆく重要性を痛感したからである。カンガルーケアには、裸の新生児を、母親が自分も素肌のまま抱くことによって、新生児の呼吸や体温を安定させたり、母子の絆を深めたりする利点がある。こうした利点がある一方で、死亡事故が続く要因は、カンガルーケアに対する正しい知識が医療関係者に普及せず、そのため適切な指導や観察が行われなかったからである。現在の医療では、これまでは不可能とされていたことが可能になったり、新しい治療法が開発されている。こうした新しい技術や治療法を患者のために活かすことが医療に携わる人間の責務である。このニュースから、日々の進歩についてゆくために学び続ける重要性を痛感している。

(392字)

鶴見大学

解 答

22 年度

第 Ⅰ 期

出題者のネライ

　基本的な用語の理解を見る。また、テーマの設定力と自分の考えを論理的に述べる能力を見る。

書き方のポイント

　厚生省と日本歯科医師会は、8020運動というキャンペーンを展開している。その意味は、「80歳になっても20本、自分の歯を保ちましょう」という趣旨である。そのために、子供のころからの正しいデンタルケアと青年期のセルフケアの重要性を打ち出している。毎日の手入れとあわせて、口腔衛生指導などを行っている歯科医院に定期的に通う習慣をつけることも重要だろう。たとえば、検診時期を知らせてくれる歯科医師も存在する。これは地域医療としても十分な意味を持っている。厚生省の調査によれば、1993年の調べでは、20本以上歯を持つ人の割合は、70歳代前半では4人に1人が、60歳代前半では2人に1人、50歳代前半では9人に7人で、1975年の調べに比べ大幅に増加している。住民と歯科関係者が、地域医療として8020運動を進めれば、8020を達成できる可能性は非常に高いと言えるだろう。模範解答例では、QOLとの関係から、「食事を楽しめる状況」に焦点をあてている。

模範解答例

　QOLにおける歯科医師の役割は、これからの高齢社会において非常に重要なものになると考えられる。特に、高齢者の自分で食べる楽しみを支えるということは歯科医師が担うべき役割であると私は考えている。なぜなら、食事は単に生命を維持するという目的だけではなく、生活する上での楽しみや喜びを味わうという役目も持っているからである。現在の高齢者の中には、柔らかく調理したものや、すりつぶした食べ物などを食べることを余儀なくされている人が多い。こうした食事によって生きるために必要なエネルギーを得ることは可能である。しかし食材の持つ歯ごたえや食感、繊細な香り、複雑な味わいといったものは味わうことはできない。また、季節感や見た目の美しさといったことも楽しむことはできない。食べる楽しみを奪われた生活が充実した生活とは言えないことは、若い世代や元気な人々には、想像できないだろう。こうした問題を解決できるのは歯科医師である。そのためには、8020運動に代表されるような、高齢になっても自分の歯で食事ができるような啓蒙活動を続け、若い時からの定期検診を促すことが必要である。また高齢者の自宅へ出向き診察治療することも重要であると思う。こうした活動によって、自分の歯を守ることを人々に習慣づけ、高齢者の食の楽しみをサポートすることが、歯科医師がQOLを向上させるうえで担っている役割といえると、私は考えている。

(597字)

第 Ⅱ 期

出題者のネライ

将来の予測と歯科医師としての抱負を問われている。

書き方のポイント

　歯については、小学校から検診があり、虫歯が指摘されると歯科医に通うというルールができあがっている。しかし、地域医療という観点から見ると、それだけでは不十分である。高校、大学、そして20代前半からの管理の重要性を指摘しておく。生活習慣病が始まるのは大学生活や就職以後と考えて良い。生活習慣病は、間違いなく歯の状態を悪化させる。単に虫歯だけではなく、歯周病が重要な問題となるからである。特に歯槽膿漏は歯の状態を悪化させる大きな要因である。このような観点から考えると、歯科医師は地域医療を担うドクターとしての役割を担う必要がある。ある歯科医師は、検診時期を知らせてくれるが、これは歯科医師が地域医療を担い、そして地域の人々の歯の状態を監視・管理しようという意識の表れであると考えることが出来る。模範解答例では、歯科医師が担う地域医療に焦点をあててある。

模範解答例

　これからの歯科医療に期待することは、歯科医師として地域に貢献することであると私は考えている。地域に住むすべての人々の歯や口腔の病気を予防し、歯や口腔に不安を持つことなく生活できるようにすることが、歯科医師に求められていることである。現在は、自分の歯が痛くなったり、歯茎から出血したら歯科医院へ行く、ということが一般的である。症状が悪化してからやっと歯科医院へ行くという人も少なくない。しかし、悪化してから治療することは通院が長引くだけでなく、痛みや後遺症など患者の負担も大きい。手遅れになる前に治療をすることが重要である。そこで、歯科医師の方から外に出て活動することが必要であると思う。学校における歯科検診で虫歯が見つかった生徒が、程なく治療を始めるということはよくあることである。こうした例をふまえ、地域の公民館など利用して地域の人々が気軽に歯科検診を受けられるようにし、悪化する前に歯科治療を始められるようにするというシステムを歯科医師が作ることが必要ではないだろうか。また、一度治療をした患者には定期的に連絡を入れ、定期検診を受けるように呼びかければ、虫歯や歯周病の予防につながるだろう。こうした歯科医師からの積極的な働きかけによって、地域の人々の歯や口腔を守ることが可能になる。このように、地域の人々と密接につながることがこれからの歯科医療において重要であると私は考えている。

(591字)

松本歯科大学 解　答　22年度

前期2月2日試験

出題者のネライ

テーマの設定力と自分の考えを論理的に述べる能力を見る。

書き方のポイント

「成功」と「失敗」をどのように結びつけるかという部分が諸君のテーマの設定力を見ようとする部分である。二つの相反する抽象的な言葉を結びつけているために、レヴェルはあがっている。「成功」と「失敗」についてばらばらに述べたのでは、評価はされない。「失敗は成功のもと」という言い方があるが、まさしく、この言葉が当てはまるような出題である。何の失敗もなく成功だけに恵まれた者は、もろい。それほどの負担を感じることなく地位を手に入れた者は、簡単にその地位を捨てることがある。一方、数多くの失敗を経験した者は、自分が手に入れたものを簡単には手放さない。そして、いつしか成功だけに恵まれた者を乗り越えていく。言い換え得れば、失敗や挫折は人間を育てると行っても良いだろう。模範解答例はこのような考え方に基づいて書かれている。

模範解答例

人生における「成功」と「失敗」は表裏一体のものであり、別々にとらえるべきものではないと私は考えている。私は成功だけに価値や意義があるのではなく、失敗にも、成功と同様の価値や意義があると思う。なぜなら、数々の失敗があってこそ様々な創意工夫が生み出され、失敗に負けることなく努力を続けたことが成功に繋がっていくからである。事業を興しお金持ちになった人や研究成果が数多くの受賞を招いた人を、世間では成功者呼んでいる。こうした成功者と呼ばれる人達は何も努力することなく成功を手に入れたわけではない。本を読んで勉強したり先達に教えを請うなどしてたくさんのことを学んだだけでなく、こうして得た知識をさらに深めるために実社会や研究室で様々な実践や実験を繰り返したに違いない。もし、初めての実践や実験が成功したら、彼らは成功者にはなっていなかっただろう。なぜなら、そこにはより良いもの、より優れたものをめざそうという向上心がないからである。こうした向上心が、失敗に負けることなく実践や研究を続ける支えとなり、その結果として成功があると考えられる。このように考えると失敗は、成功を導き出すための土台であり、その土台があってこそ成功が成り立っていると考えられる。よって、成功にだけ賞賛や評価を与え、失敗をあざ笑うのではなく、失敗にも、成功と同様の価値や意義があると考えるべきであると私は考えている。

(591字)

前期2月3日試験

出題者のネライ

テーマの設定力と自分の考えを論理的に述べる能力を見る。

書き方のポイント

「学ぶこと」と「教えること」の相互関係、そして「あなたはその関係をどのように自分の勉強に反映させると良いと考えますか」の三つを結びつけなければならないため、一般入試第1日目よりも、求められるレヴェルはあがっている。まず、「学ぶこと」と「教えること」の相互関係であるが、これは、模範解答例でも指摘したように、「教えること」とは、自分が持つ知識や技術、経験や思いといったものを、投げかける行為である。そのために教員は授業のための勉強をし、そして授業の工夫をする。一方、「学ぶこと」とは、その教員の能動的な働きかけを主体的に受け止める行為である。そしてそこから自らの勉強を始めたときに、それは「学習」と呼ばれる。「学習」とは強制されるものではなく主体的な行為である。この行為を実行できて初めて、「学ぶこと」と「教えること」の相互関係は生き生きとしたものとなる。「学ぶこと」と「教えること」の相互関係を上記のように捉えることが出来れば、後半部は難しくない。このような「学習」が諸君が歯科医師となったときに、諸君を支えていくことになることを忘れないで欲しい。

模範解答例

私は「教えること」とは、教員が持つ知識や技術、経験や思いといったものを、相手に伝えることであると考えている。これらを受け止めるのが学生である。しかし、伝えられたことをノートに書き、暗記するだけでは学んだことにはならない。なぜなら、自らが「学ぶこと」に主体的に関わっていこうとしていないからである。「学ぶこと」が無ければ、「教えること」は、単なる知識の伝達に終わってしまう。「学ぶこと」とは、教えられたことをもとに自分なりの疑問を持ち、それを解決しようとして分析し、学問を深め、自分のものにするという行動であると思う。このような「学ぶ」という行動無しには、自分の能力や資質を向上させることには繋がらない。教えられたことを基盤として、「学ぶこと」を自分の能力や資質向上に繋げる関係が重要である。私はこうした関係をより良い歯科医師となるための勉強に反映させたいと考えている。授業を積極的に受講するだけではなく、授業で学んだことを広い視野から見つめてみたいと思っている。例えば、症状については、歯科学的な原因や背景だけではなく、人々の生活という点から分析したり、治療法についてはなぜこうした治療が必要なのか、他に考えられる方法はないかといったことを考えたい。このようにすることによって自ら考え解決する能力を身につけることが可能になり、より良い歯科医師へと成長していくと私は考えている。

(587字)

中 期 試 験

出題者のネライ

テーマの設定力と自分の考えを論理的に述べる能力を見る。

書き方のポイント

物理や数学と、医学・歯科医学の間にある差異は、模範解答例に述べたとおりである。ここでは、模範解答例の後半部に解説を加えておこう。医学・歯科医学も自然科学の要素を持つ以上、当然、普遍的な人間を想定する。しかし、人間は必ずしも同じではない。例えば、肋骨は12対24本から成るが、まれに13対の肋骨を持つ人がいることが知られている。親知らずが出てくる人と、出てこない人がいることは経験的な事実として理解できるであろう。また心臓の位置が右にあるケースもある。「医学・歯科医学」という学問が教えるのは普遍的な人間についての知識であるが、医師・歯科医師が出会うのは、千差万別で同じ人は二人といない、いわば「個別の個体」なのである。痛みは、「個別の個体」のものであり、他者の痛みを自分と全く同じであると考えるのは誤りである。また、薬への反応も同じではない。この事実は一般市販薬の注意書きを見れば、大人と子供で服用量が異なることが分かるはずである。しかし、大人であっても身体が大きい人もいれば、子供のように小さい人もいる。いわば「個別の個体」を見て、昔の医師が薬の量を加減した。これが「さじ加減」と呼ばれるものである。諸君は、患者さんが多くの背景をもった「個別の個体」であることを忘れてはならない。

模範解答例

私は、医学、歯科医学は、人間そのものを学問の対象としているが、自然科学に属する物理や数学といった学問は、人間を対象としていないという特徴があると考えている。物理や数学が、人間を対象としない理由は、物理や数学が追究しているものが自然が持つ普遍性であり、いつどこで誰が実験、検証しても同じ結果が得られることが重要だからである。ところが、一人一人が異なる環境や生き方、異なる身体や心を持つ人間から普遍性を導き出すことは不可能なため、研究の対象にはなり得ない。それに対して、医学、歯科医学の特徴は、人間そのものを学問の対象としている。このときに、医学、歯科医学も普遍的な人間というものを想定する。しかし人間は千差万別で同じ人は二人といないのである。同じ病気であっても人によって痛みの強さや進行のスピード、薬に対する反応といったものが大きく異なるだけでなく、患者の精神状態や生活状況もすべて異なっている。そのため、物理や数学のような普遍的な法則を機械的に当てはめて診断することには意味がない。つまり、病気の症状だけではなく人間のすべてを受け止め、一人一人にあった個別の治療方法を見いだし、患者に希望を与えることが医学、歯科医学に求められていることであり特徴であると考える。したがって、医学・歯科医学の特徴とは、個別の人間を見つめるという大きな特徴を持っていると私は考えている。

(582字)

後 期 試 験

出題者のネライ

　テーマの設定力と自分の考えを論理的に述べる能力を見る。

書き方のポイント

　コミュニケーション力、それは患者の状態を知るための最大の能力である。無言の医師と無言の患者では何も始まらない。アプローチは歯科医師側から始めなければならない。特にインフォームドコンセントを念頭に置けば、コミュニケーション力がどれほど重要であるかが理解できるはずである。コミュニケーション力無しには、効果のあるインフォームドコンセントは成立しない。むしろ、下手をすると患者を誘導して知らぬ間に自分がパターナリズムに陥ってしまうことがある。このような点から言えば、コミュニケーション力とは、相手と対等にコミュニケーションをとることが出来る、いわば、相手の話をよく聞くことが出来る能力だと考えることができる。大学でこの能力を伸ばそうとすれば、授業や友人関係、所謂対人関係を数多く経験することである。その経験が諸君が歯科医師となったときに、患者とのコミュニケーション力となり、そしてインフォームドコンセントを成立させる鍵となるはずである。また、チーム医療の現場では、コミュニケーション力はより高度な能力として求められる。様々な立場の医療従事者が様々な専門分野から意見を述べる場面では、コミュニケーション力が重要な鍵となるからである。

模 範 解 答 例

　コミュニケーション力を身につけるために、大学で理解力と表現力を学びたいと私は考えている。相手が何を考え、何を望んでいるのかということを、相手の言葉、表情、態度といったあらゆる点から読み取る力と、読み取ったことに対する自分の考えを、相手の状況に応じて解りやすく伝えられる力を身につけたいと思っている。なぜなら、より良いコミュニケーションのためには相互の信頼関係が重要であり、そのためにはお互いの考えや価値観といったものを正確に捉えることが必要だと考えるからである。相手の考えを理解しないまま、自分の考えを一方的に述べることは、相手に自分の考えを押しつけているに過ぎず、信頼関係を築くための妨げとなる。私は、この理解力と表現力を、チーム医療の現場で活かしたいと考えている。様々な立場の人々が、自身の専門分野の視点から症例について話し合うといった、多くの意見が交わされる状況の時に発揮したいと考えている。こうした状況にあって、相手の考えを正しく理解し、自分の考えを適切に伝えることは重要である。なぜなら、こうした状況において理解力と表現力を発揮することで、お互いの率直な考えを理解し合うことが可能になり、信頼関係を築くことができると考えるからである。こうした信頼関係が患者に対する最善の方策を導き出し、結果的に患者の早期回復、そしてインフォームドコンセントやQOLの向上に繋がると私は考えている。

(595字)

愛知学院大学

解　答

22年度

```
前 期 試 験 A
```

出題者のネライ

テーマの設定力と文章の構成力を見る。

書き方のポイント

　義務とは法律や道徳の面から見て、やらなければいけないこと、そしてやってはいけないことの両面を指す。「法律や道徳の面から見て」という説明をしたが、それでは法律と道徳はどのように違うのだろうか。実際は非常によく似ているが、法律は国家による強制力を伴い、罰則もある。ところが道徳はその本人の意思に任されていて、別に罰則があるわけではない。せいぜい、周囲から非難を受ける程度である。一方、責任とは、自分の行うべき務めとしてとして自らが引き受けなければならないものである。つまり、自分の行動に対して、引き受けなければならないものが責任だということになる。この責任を放棄すると、時には法的に罰せられたり、道徳的に非難されることになる。こうして、義務と責任が結びつく。「入試を突破すれば、晴れて歯学部の学生となります。それを前提にしてテーマに臨んで下さい。」とう前文に従えば、歯学部の学生に課される義務と責任とは何かという課題であると考えることが出来る。

模範解答例

　私は、歯学部の学生は、義務の内容を法律的な義務と道徳的な義務の二つの面から理解して、自分の行動に責任を持つ必要があると考えている。法律的な義務は、国家の強制力を伴うものであり、罰則もあることから、当然守らなければならず、その点で自分の行為に法律的な責任を負うのは当然である。ところが道徳的な義務は、罰則があるわけではなく、その行為の責任も自分自身に任されている。たとえ道徳的な義務を果たさなくても、社会から非難される程度で終わってしまうだろう。しかし、将来歯科医師を目指す歯学部の学生としてこの二つの側面を考えたとき、私たちは法的にも道徳的にも責任を果たすことを学ばなければならない。歯科医師が信頼されるのは、単に口腔内の治療が出来るということだけではないと思う。これは法律的な義務を果たし、その行為に責任を持つことでしかない。しかし、歯科医師が社会の中で信頼されるためには、道徳的な義務を果たし、そしてその行為に責任を持たなければならない。たとえば、診療時間外の急患の診療を断っても法律的な義務を放棄したことにはならないだろう。しかし、歯科医師としては医療に携わる人間としての道徳的義務と責任を放棄したことになるのではないだろうか。このように考えて、私は、将来歯科医師を目指す歯学部の学生は、義務と責任を法律的な面と道徳的な面から理解し実践するように努めなければならないと考えている。

(594字)

中　期　試　験

出題者のネライ

テーマの設定力と文章の構成力を見る。

書き方のポイント

　課題は、情報化社会の光と影であるが、「入試を突破すれば、晴れて歯学部の学生となります。それを前提にしてテーマに臨んで下さい。」とあるから、一般的な問題を書いても的外れである。光の部分と影の部分を分けて書くことも可能だが、実際には、光の部分と陰の部分が明確に区別されるわけではない。インターネットは個人の発言の機会の増加に貢献したが、一方では他人を中傷するような行為も行われていることを思い出してほしい。したがって、光と影の交錯するグレーの部分というものがあると考えることが出来る。そこで光と影の交錯するグレーの部分を狙うのも一つの書き方である。光の部分と影の部分を分けて書く場合には、前文との関係で光の部分は書きやすい、インターネットを利用して様々な情報を集めて学習に役立てるといった内容が書けるからである。ところが影の部分は書きにくい。書くとすれば、歯学部の学生であり、そして将来歯科医師を目指す者として、許されない行為を具体例を挙げてその理由を述べることになる。一方、光と影の交錯するグレーな部分を考えると、個人情報の問題に集約されてくる。模範解答例は、個人情報の問題を扱っている。

模範解答例

　私は、情報化社会における光と陰の接点にある問題として個人情報の問題を指摘したい。将来、歯科医師を目指して歯学部に進学する私たちは、患者さんの個人情報について一般の人々よりも高度なモラルが求められると考えているからである。確かにインターネットの発達によって社会は便利になった。個人が自分の意見をインターネットを通して発表できるようになり、検索によって多くのことを調べることも可能になった。しかし、その一方で、インターネットを利用した犯罪や事故は後を絶たない。特に医療機関からの個人情報の流失という事故は、本来あってはならない事故である。個人情報の流失事故は、被害者に大きな不安を与えるが、個人の医療情報であれば、その不安はより大きなものとなり、医師や医療機関への信頼を失わせるきっかけとなるだろう。もしも歯科医師から個人の医療情報が流失することが重なれば、患者さんは歯科医師に対して本当のことを話さなくなるのではないだろうか。現在、何かの治療を受けているかどうか、過去にはどのような病気にかかったか、そして現在どのような薬を飲んでいるかという情報は、歯科医師にとっては、治療に関わる重要な情報であり、医療事故を招く可能性もある。そのような状況を招かないためにも、歯科医師を目指して歯学部に進む私たちは、患者さんの個人情報の取り扱いについて高度なモラルを身につける必要があると私は考えている。

（595字）

後 期 試 験

出題者のネライ

テーマの設定力と文章の構成力を見る。

書き方のポイント

「入試を突破すれば、晴れて歯学部の学生となります。それを前提にしてテーマに臨んで下さい。」という前文を考慮すれば、「どのような歯科医師になりたいか」という課題と同じと考えて良い。間違っても自分の見た夢の話を書いてはならない。なぜ分かりきった注意を書くかというと、過去にある大学で実際にあったからである。それでは、実際にどのような歯科医師が理想と考えられるだろうか。まず第一にあげられるのは、医療のレベルが高いことであろう。そして第二にあげられるのは、歯科医師として信頼され、よき社会人でなければならないということである。

模 範 解 答 例

私の夢は、歯科医師として高い能力を持ち、同時に社会人としても良き社会人として生きることである。なぜなら、歯科医師への信頼とは、患者さんを治療するための歯科医師としての高い能力とよき社会人であることから生まれると考えているからである。歯科医師としての能力はどの程度の能力があればよいのだろうか。これは、自分で決めるのではなく、患者さんが決めるものだと思う。つまり、患者さんの要求に応えられるだけの歯科医師としての能力が要求される。しかし、これは最も低いレベルである。インフォームド・コンセントの面から考えれば、患者さんにいくつかの治療方針を示し、それぞれの治療方針の効果や危険性を説明できなければならない。これが、望まれる歯科医師の能力であると私は考えている。そのためには、常に勉強して自己の能力を高める努力を怠らないことである。次に、私は歯科医師としての能力が高ければ、それで良いとは考えていない。歯科医師への信頼とは、単に歯科医師としての能力だけで得られるものではないからである。歯科医師である前に人間として良き社会人であることが重要であると思う。良き社会人としての人間が歯科医師という職業に就くからこそ、患者さんにも信頼され、社会の中でも信頼を得ることが出来るのだと思う。このように考えて、歯科医師として高い能力を持ち、同時に社会人としてもよき社会人として生きることが私の夢である。

(594字)

大阪歯科大学

解　答　22 年度

前 期 試 験

出題者のネライ

テーマの設定力と自分の考えを論理的に述べる能力を見る。

書き方のポイント

患者の立場からみた「安心の歯科医療」とは、歯科医師への信頼の一語に尽きるだろう。しかし、その信頼の中身は、具体的には多岐にわたる。歯科医師の専門的な知識を持ち常に学び続けることは信頼を得るための基本である。知識を持たず、患者の疑問に答えられないような歯科医師など論外である。しかし、知識があるだけでは信頼は得られない。知識に基づいた治療の必要性を患者に説明し、安心感を与えることや、治療について他のスタッフと連携を図るといったコミュニケーション能力も必要になる。また、患者の気持ちや不安を受け止めることができる寛容な心、さらに、自分が治療した患者に対する責任感を持ち、アフターケアにまで心配りをするといった歯科医師の人間性といったものも信頼の重要な要素である。こうしたことを踏まえて、もし自分が患者ならばどのような歯科医師に治療してもらいたいか、どのような歯科医師なら信頼を得られるのか、ということを考えることが必要である。

模 範 解 答 例

患者の立場からみた「安心の歯科医療」とは、自分を治療する歯科医師を信頼をできる歯科医療であると私は考えている。この歯科医師のもとで自分の歯を治療したいという気持ちを持てるようになることが重要であると思う。なぜなら、患者は歯科医学に対する専門的な知識を持っていないが、大切な自分の体の一部である歯を、歯科医師にすべて委ねなければならないからである。患者に、この歯科医師になら自分の歯を任せても大丈夫という気持ちがなければ、治療に対する不安や不信が増すだけで、治療の必要性を理解することはできない。こうした状況では、患者との信頼が重要な要素となると考えられる。したがって、患者の症状について、解りやすく説明すること、自分が治療した患者に対し責任を持つこと、そして常に最新の知識や技術を身につける努力といったことを歯科医師が心がけることによって、「安心の歯科医療」を達成することができると私は考えている。

(397字)

平成21年度

問　題　と　解　答

平成21年度

日本大学

時　間：６０分
字　数：６００字以内
配　点：５０点

問　題　　　２１年度

　近年，携帯電話は日常生活の道具として使用されていますが，児童や生徒を対象としたある都道府県の教育委員会の調査によると，携帯電話に頼る傾向が高いほど１日の学習時間が短い，すなわち，携帯電話の使用習慣が学習の阻害因子となっている可能性の高いことが報告されています。しかしながら，数多くの人が携帯電話を所有している現状では，携帯を学校には持ち込ませない，あるいは，持ち込む場合には利用の制限をするかなどの取組が提言されています。
　そこで，このような対応が必要であるか否かについて，あなたの考えを述べなさい。

（横書き：６００字以内）

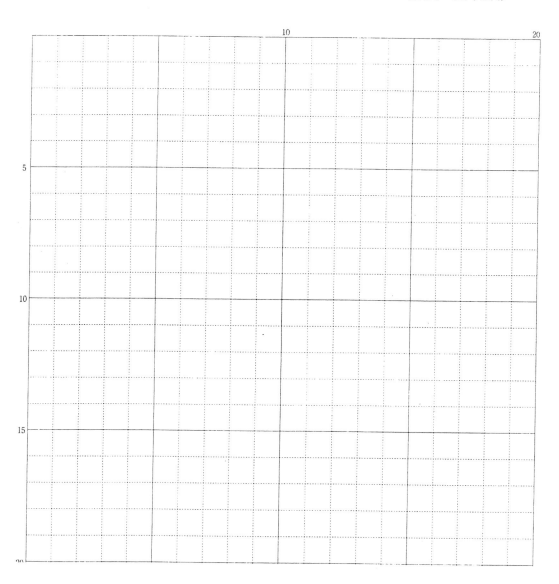

日本大学松戸歯学部

時　間：５０分
字　数：300〜400字以内
配　点：５０点

問　題　　21　年　度

Ａ方式第1期試験

医療には病気を治療するだけでなく、予防することも含まれます。
予防の大切さについて、あなたの考えを述べなさい。

（横書き，300字以上400字以内）

A方式第2期試験

近年,都市と地方の医療格差が大きな問題となっています。この医療格差をなくすためにはどうすればよいか,あなたの考えを述べなさい。　　　　　　　　　　（横書き,300字以上400字以内）

鶴見大学

時　間：５０分
字　数：６００字以内
配　点：５０点

問　題　　　**２１年度**

┌─────────┐
│　第　Ⅰ　期　│
└─────────┘

小　論　文

環境破壊について論述せよ。

第Ⅱ期

小 論 文

六百字以内　五十分

高齢社会における歯科医療について論述せよ。

松本歯科大学

時　間：各60分
字　数：各600字以内

問　題　　　21年度

一般入試（前期―1）

小　論　文

［テーマ］

社会が医療従事者に求めることは何であると考えますか、多面的に考えて答えなさい。また、あなたは大学生活のうちそれに対してどのように準備しますか。

一般入試（前期―2）

小　論　文

［テーマ］

医療に携わる者にとって大切なことは何であると考えますか。また、あなたは大学生活のうちそれに対してどのような準備しますか。

一般入試（中　期）

小　論　文

［テーマ］

「自由」と「わがまま」はどのように異なるか、あなたの考えを述べなさい。

一般入試（後　期）

小　論　文

［テーマ］

近頃の若者は「内向き」であるといわれています。あなたはこのことに対してどのように考えますか。また、人が積極的に生きるために大切なことは何だと考えますか。あなたの考えを記しなさい。

愛知学院大学

時　間：各４０分
字　数：各600字以内

問　題　　　21 年 度

21年度入試問題小論文テーマ

前期Ａ：平成21年2月3日実施
中　期：平成21年2月14日実施
後　期：平成21年3月9日実施

前期試験Ａ
小　論　文
[テーマ]
「ＣＯ₂削減への私の提言」

中期試験
小　論　文
[テーマ]
「 食 の 安 全 」

後期試験
小　論　文
[テーマ]
「 環 境 保 護 」

大阪歯科大学

時　間：４０分
字　数：４００字以内　　　問　題　　　21 年 度

平成 21 年度

一般入試（前期日程）小論文テーマ

(40分・400字)

　あなたは、職業としての「歯科医師」にどのような魅力を感じますか。

　未来の歯科医師像も含めて述べて下さい。

大阪歯科大学

日本大学

解　答

21 年度

出題者のネライ

　テーマの設定力と文章の構成力を見る。時事問題への関心を見る。

書き方のポイント

　課題の内容は、2008年に新聞紙上や各自治体の教育委員会で話題となったテーマである。発端は、橋下大阪府知事の小中学校への携帯持ち込み＆使用禁止方針であるが、それに対して東京都の石原慎太郎都知事は、「携帯を持たせるかどうかは親が決めること」と述べ、対照的な違いをみせた。東京都の石原慎太郎都知事の考えが、最も妥当な考え方であろう。すでに携帯電話は、家庭に深く浸透し、家族のコミュニケーションや緊急連絡といった重要な働きを担っているからである。しかし、その一面、学校で携帯に夢中になる余り、マナーを忘れて学習がおろそかになるという側面があることも否定できない。本来、橋下大阪府知事の発言は、大阪府の全国学力テストの結果が小6、中3いずれも全国45番目となった事に起因している。一方、学力阻害因子という観点から見れば、もともと勉強したくない人間にとっては、一つの学力阻害因子を規制しても次の学力阻害因子が現れ、一方、勉強をすることに意義を見出している人間には、携帯の規制は必要ない。つまり、携帯持ち込み＆使用禁止方針を採っても、無意味であり、むしろ携帯の使用マナーを指導することがより重要である。それは、TPOをわきまえることである。大学でもTPOをわきまえない学生が増えていることを背景にした出題と考えられる。

模 範 解 答 例

　私は、携帯電話の持ち込みを禁止するような対策は必要ないと考えている。なぜなら、携帯電話の学校への持ち込みを禁止するという考えの根拠は、携帯電話が学習の阻害因子であるという考えであるが、携帯電話がなくなれば、携帯電話に代わるものが新たな阻害因子として現れると考えられるからである。携帯電話がない時代には、子供たちの学習の阻害因子はなかったのだろうか。おそらく、学校に持ち込んだ漫画やゲーム、家庭でのテレビの視聴などが阻害因子であったと考えられる。言い換えれば、携帯電話の持ち込みを禁止しても新たな学習阻害因子が現れるだけで問題の解決にはならないといえる。一方、現代社会では、携帯電話は電話であるよりもインターネットにつながる端末としての機能が主流となっている。これは、高度情報化社会の当然の結果であることは否定できないであろう。こどもが大人になれば、当然のようにインターネットを使用する環境に入らなければならない。それを考えると、持ち込み禁止よりも、携帯電話を使用する際のマナーを守らせることがより重要であろうと思う。具体的には、授業中のメイルのやり取りなど、携帯電話を使用する際のマナー違反が学習を阻害する因子として機能していると考えられる。このように考えると、私は、携帯電話の持ち込みを禁止するような対策は必要ではなく、むしろ、携帯電話を使用するマナーを守らせる指導がより重要であろうと思う。

(598字)

日本大学(松戸)

解　答

A方式第1期試験

21年度

出題者のネライ

テーマの設定力と文章の構成力を見る。

書き方のポイント

　予防によって全ての病気をなくすことは不可能であるが、感染症の拡大を防ぐこと、そして個人の病気の発症を減少させることは可能である。感染症では、天然痘の撲滅が有名であり、人類が感染症に勝利した唯一の事例である。結核は、かつては死に至る病とされたが、免疫を利用した予防と抗生物質の発達によって著しく減少した。また、インフルエンザも予防接種によって拡大を防いでいる。他者に感染しない病気としては、生活習慣病が一番に挙げられるだろう。これは、個人の生活習慣によって引き起こされる病気である。喫煙による肺ガンの危険性の増加、暴飲暴食などの生活がもたらす糖尿病などは、個人の生活習慣を改善させることで予防することが出来る。なお、予防という点では、上下水道の整備など、生活インフラ(infrastructure)の整備も重要な観点であるが、模範解答例では、感染症の予防と他者に感染しない病気を例に取り上げて予防の重要性を指摘している。予防の最終目的が、「人の生命を危険にする病気の発生を低下させること。」であることは言うまでもないであろう。

模範解答例

　予防の重要性は、人の生命の危険性を減少させるという意味において、重要な意味を持っていると私は考えている。私は、病気の予防は、感染症など他者に伝染する病気と、他者には感染しない病気であるガンや生活習慣病などに分けて考える必要があると思う。感染症の場合には、他者に感染させることで患者が増加する特徴がある。したがって、感染症では、予防接種などによる予防が非常に重要である。一方、ガンや生活習慣病は、喫煙や飲酒など、本人自身の行動に起因する病気である。これらの病気は、他者に感染しない代わりに本人自身に危険性を自覚させることが最大の予防となるだろう。このように考えると、予防とは、感染症などの病気の拡大を防ぎ、また、ガンや生活習慣病のような病気は、本人に危険性を認識させることによって行われるものであり、どちらも、人の生命の危険性を減少させるという意味において、重要な意味を持っていると、私は考えている。
(398字)

Ａ方式第２期試験

出題者のネライ

テーマの設定力と文章の構成力を見る。

書き方のポイント

現在、医師の偏在が大きな社会問題となっているが、その背景は複雑である。平成十九年六月二十一日に、日本学術会議、臨床医学委員会医療制度分科会による提言が出されている。『医師の偏在問題の根底にあるもの　提言：量から質の医療への転換による克服』（インターネットで閲覧可能である。目を通しておくべき資料である。）では、医師の偏在には、医師の地域における偏在と診療科における偏在があることを指摘し、医師の地域における偏在は地域医療の問題となり、また、医師の診療科における偏在は、産科・小児科や救急医療の問題へと結びつくことを指摘している。つまり、医師の数が足りないのである。その裏には医師が辞めていくという実態がある。理由は、医師が医療の現実について抱いている認識と、社会が医療に対して抱いている認識に大きな隔たりがあることである。医師は、医療は必ずしも期待通りに行かずに患者の生命に関わるような場合があることを知っている。しかし、社会は満足できる医療結果を期待し、望んだ結果が得られない場合には、かなりの数が訴訟へと発展する事実がある。実際、平成十八年には、産科医が逮捕（平成二十年に無罪確定）されるという事態も起きている。また、医師の労働は、過重な労働であり、平成十一年には医師の過労死が認定されている。なお、現在の動向としては、基幹となる医療機関を構築し、そこに十分な診療科と十分な医師を確保する方向で政策が進められているが、同時にそのことが逆に医師の空白地帯を作り出していることも否定できない。この空白地帯と他の地域の格差を解消するにはどうすべきかというのが、本課題である。強制的な地方勤務の義務づけがすぐに思いつくが、それだけでは完全な解決にはならない。そこで模範解答例は、ポイントとして地方勤務の義務づけと優遇策を採り上げている。

模範解答例

私は、都市と地方の医療格差を解消するためには、医師に一定の期間の地方勤務を義務づけるとともに、地方勤務の医師に優遇措置を設ける必要があると考えている。医師も人間であり、自分自身や家族を含めた生活を考えなければならない。また、地方で医師をすると、最新の医療から遠ざかるのではないかという不安も否定できない。しかし、一方で、医師は、自分の生活を犠牲にしても患者の生命を救うという責務が社会から期待されている。このように背反する二つの要素を両立させなければ、都市と地方の医療格差は解消されないだろう。具体的には、医師として仕事をしている間に、決まった期間の地方勤務を義務づける一方で、経済的な優遇措置や、設備やスタッフ、そして勉強する時間的な余裕を持てるような優遇措置を設ける必要があると考えられる。このような優遇措置によって、都市と地方の医療格差を解消することができると、私は考えている。

（394字）

鶴見大学

解　答

21年度

第 I 期 試 験

出題者のネライ

　テーマの設定力と文章の構成力を見る。時事問題への関心を見る。

書き方のポイント

　難問である。漠然とした出題のためにテーマを絞り込むことが難しい。環境破壊は、農業や林業といった第一次産業中心の社会から、資本主義を背景とした工業化社会への変化、そして人間がより高い満足度を求めるようになったことが原因として考えられる。次に、環境破壊について大きな視点から科学的に見ると、自然破壊、大気汚染、土壌汚染、水質汚染など、多くの例を挙げることが出来るはずである。これらの環境破壊の本質は、「自然が本来持っている循環機能や浄化再生能力が破壊されたこと」である。自然界では食物連鎖に代表されるように、すべての生物が循環の中に組みこまれている。例えば、百獣の王といわれるライオンでさえ、死後は地中のバクテリアによって分解され、植物の生成に役立つものとなる。そして新たに植物が育ち、植物を餌にする草食獣が繁殖し、やがて肉食獣の餌となる。ところが、森林の大量伐採といった人間の行為が介在することで、自然が行っていた水や大気の浄化が十分に機能しなくなるなどの現象が起きている。模範解答例は、「環境破壊」を「人間によって自然が本来持っている循環機能や浄化再生能力が破壊されること」として解答している。

模 範 解 答 例

　私は、環境破壊とは、人間によって、自然が本来持っている循環機能や浄化再生能力が破壊されることだと考えている。そして、環境破壊を解決するためには、自然の循環機能や浄化再生能力を回復させる新たな技術開発が必要であると思う。人間が自然の循環機能や浄化再生能力を破壊した例は、いくつか挙げることができる。例えば、工業化された社会がCO_2を排出したことで大気のバランスが崩れて地球温暖化を引き起こし、気候変動が起きている。また、河川への化学物質の廃棄によって、生物のホルモンバランスが崩れるという環境ホルモンなども環境破壊の例となるだろう。このように循環機能や浄化再生能力が崩壊した原因は、人間がより快適な生活を求めて、利益を追求したことにある思う。より多くの利益をあげるためには 大量生産、大量消費が必要であり、結果的に自然の循環機能や浄化再生能力の限界は無視されたのである。一方、現在では、自然の循環機能や浄化再生能力を考慮した、バイオマス燃料や太陽光発電などの技術開発が行われているが、これは、新しい科学技術を利用することで環境破壊を食い止めることができるという可能性を示していると考えることができる。このように考えて、私は、環境破壊とは、人間によって自然が本来持っている循環機能や浄化再生能力が破壊されることであり、破壊された環境を回復させるためには、新たな技術開発が必要であると考えている。

(594字)

第 II 期 試 験

出題者のネライ

　テーマの設定力と文章の構成力を見る。時事問題への関心を見る。

書き方のポイント

　高齢化社会における歯科医療は、予防医療への転換と歯科と医科の連携が重要であるとされる。日本歯科医師会は、平成12年から8020運動と呼ばれる運動を行っている。これは、「80歳になっても20本、自分の歯を保ちましょう」という運動である。この運動の目的は、「高齢者でも自分の歯で楽しい食生活と健康な日常生活ができること」である。非常に当たり前な感じがするが、日本の歯科医療が、過去、歯科医師を訪れる患者の治療が主であり、また子供の歯の予防医療を力をいれてきたことを考えると、歯科医療が高齢化社会に向けてシフトしたと考えることができる。特に高齢者が食事を普通にでき、そして肉体的にほかの部分も年齢相当に維持されていれば、高齢者の生活は、非常に豊かなものとなるであろうことは、容易に想像できる。また、高齢者は、心臓病を始め、他の病気を併せ持っていることが多い。言い換えれば、歯科医療や歯科医師が出す薬が、他の病気の薬と相互作用を起こし、事故につながる可能性は高い。歯科医師や医師、看護士、薬剤師といった医療関係の職業に就いていない限り、一般の人間は薬に対する知識が乏しいのが普通である。模範解答例は、上記の2点をポイントとした。なお、歯科医師の担当する範囲は、俗に言う虫歯だけではない。口腔内、および咀嚼に関係する機能に関わる部分を担当することを付け加えておく。

模 範 解 答 例

　私は、高齢化社会における歯科医療は、予防医療と医師との連携が重要であると考えている。なぜなら、高齢者も自分自身の歯で健康的な食生活を楽しむことができること、そして高齢者は、心臓病などの病気を持っていることが多いため、担当する医師との連携が重要であると考えているからである。これまでは、歯科医療は、虫歯になってから治療するものだという考え方であったように思う。実際、私たちも歯に異常を感じて初めて歯科医師を訪れる。しかし、このようなあり方では、高齢化したときに、自分の歯は少なくなり義歯をすることになってしまうだろう。高齢者が食物を自分の歯で噛むことによって栄養摂取し、そして高齢になっても食生活を楽しむためには、高齢になっても自分の歯が減らないようにする予防医療を中心にするべきである。また、高齢者は、心臓病や糖尿病など、慢性的な病気を併せ持っている場合が多いと考えられる。当然、必要な薬を服用しているだろう。すると、歯の治療による肉体への影響や複数の薬を服用することによって起こる相互作用に配慮する必要がある。普通の人は、薬の内容についてよく知らないのが当たり前だからである。治療や薬の相互作用による事故を防ぐためには、歯科医師と医師による連携が必要であると考えられる。このように考えて、私は、高齢化社会における歯科医療は、予防医療を中核とした歯科医師と医師との連携が重要であると考えている。

(597字)

松本歯科大学

解 答

21年度

前 期 試 験 1

出題者のネライ

　テーマの設定力と文章の構成力を見る。時事問題への関心を見る。

書き方のポイント

　現在、医療従事者は訴訟問題や医師の偏在問題など、多くの困難な現状に直面している。これらの問題は、医療従事者は社会の全ての要求に対して応えることができないという事実を反映している。医療従事者も一人の人間であり、自分たちの生き方を追求する自由があり、また医療従事者の家族の幸福を考える自由もある。ところが、社会は、未だに医療に従事することは崇高なことであり、その身を犠牲にしても社会の要求に応えるのが当然であるという意識を持っている。現実には、医療従事者は、現場では死につながる事態が突然起こることを知っているが、社会は完璧な治療を求める。そして満足できなければ訴訟へと発展する。この問題については、社会の認識をより医療従事者の持っている認識に近づけることによってしか解決されない。社会の医療知識をより高め、医療の現場ではどのようなことが起きるのかを認識させる必要がある。ところが現状では、このような行為は、医療従事者と患者という最小の接点で行われている。社会が求める要求に対して、どのように患者に接して、十分なインフォームド・コンセントを行うかが問われている。

模 範 解 答 例

　私は、社会が医療従事者に求めることは、社会が満足する治療であると考えている。しかし、社会と医療従事者の意識には違いがあり、医療従事者は現場では死に至るような場合があることを知っている。ところが、社会は満足できる完璧な治療を望む傾向があると思う。この意識の差が、医療従事者への訴訟問題などを引き起こしていると考えている。ただし、医療従事者の持っている意識が絶対に正しく、医療従事者の行為は医療過誤を別にすれば、いつでも正当化されるのだという論理が社会に受け入れられる可能性は低いだろう。その論理は、従来のパターナリズムに戻ることであり、許されることではないからである。すると、患者の医療に対する知識を高め、医療従事者の意識に近づけることが最も重要であると考えられる。このように考えると、社会が医療従事者に求めている「社会が満足する治療」を実現するためには、社会と医療従事者が同じ意識の上に立つことが必要だと考えられる。このような問題を解決するために、私は、大学生活の間に、患者に対して検査結果の読み方などを説明できると同時に、患者が医師のインフォームド・コンセントを正しく理解できるようにしたい。そのために、患者に対して行われる医療について相手が理解できるように説明できること、そして患者に対してどのように接するかについて、先輩の医療従事者の経験を学び、十分な準備をしたいと考えている。

(593字)

前 期 試 験 2

出題者のネライ

テーマの設定力と文章の構成力を見る。時事問題への関心を見る。

書き方のポイント

課題の前半部は多くの大学で出題されるものである。焦点は後半にある。前半の解答から後半の「大学生活のうちにそれに対してどのように準備をしますか。」にどのようにつなげていけるかが分かれ目になる。医療従事者は孤独である。突然の場合には、自分が最善と思う方法を独りで選択しなければならない。その選択結果がどのような結果を生じようとも、独りで判断しなければならない場面が必ずある。そのとき、医療従事者は、独りで立っているのである。独りで立っているとき、判断はその医療従事者の全てが心の中で動員される。乳ガンの患者を目の前にすれば、ガンの進行度を考える。そしてガンを治療するだけならば、乳房を切除し、ついでにリンパ腺も切除するだろう。しかし、その患者が女性であることを意識すれば、手術後も女性として生きていくことを考慮するだろう。こうして、単なる切除から乳房温存術を採用する可能性が高まる。実際、これまでの研究によって、乳房温存術を術後の放射線治療と組み合わせることで、乳房切除術と差の無い生存率となることが証明されており、ガンの進行度が低い場合には、最も選択される術式となっている。1985年頃から増加し、2003年では約半数が、ガンの進行度が低い症例に対して、この術式を採っている。この事実は、医療従事者に患者の女性としての生き方を考慮する人間性があるから広まったことを示していると言えるのではないだろうか。

模範解答例

私は、医療に携わる者にとって大切なことは、人間として、そして医療従事者として独りで立つことが出来ることであると私は考えている。なぜなら、技術があっても人間性に問題があれば、医療に従事する人間としての資格はない。また人間性において優れているとしても医療の知識や技術がなければ、人の命に関わる医療に従事する資格は無いと考えているからである。医療に携わる者が、医療知識や技術を身につけていることは当然の前提である。しかし、必ずしも医療知識や技術を身につけている人間が優れた医療従事者であるとは限らない。医療施設での虐待などが報道されるたびに、そこに人間性の欠落を感じるのは私だけではないだろう。医療施設では患者は弱者である。弱者に対して医療従事者が強い態度で臨み、それがある一線を踏み越えれば虐待となる。患者という弱者に対する自分の立場を理解している成熟した人間という要素が医療従事者には必要であると思う。その成熟した人間性と医療の知識や技術が伴ったとき、医療に携わる者として独りで立つことができるのだと思う。私は、医療の知識や技術については大学で勉強し、十分な知識と技術を身につけるとともに将来にわたって勉強を続ける強い意志を身につけたい。そして、たくさんの人と出会い、その人々と交流することで自分の人間性を広げたい。この二点が私が大学生活の中で、医療に携わる者として独りで立つための準備である。(596字)

中 期 試 験

出題者のネライ

テーマの設定力と文章の構成力を見る。時事問題への関心を見る。

書き方のポイント

「自由」と「わがまま」は似ているようで同じものではない。考え方を二つあげておこう。一つは、「自由」とは、憲法で保障されたものであり、社会的観点から制限が加えられているが、「わがまま」は、道徳的な問題であるという考え方である。憲法で保障された「自由」は、法律的には狭い解釈であるが、法律は、国家的強制力を持ち、法律を遵守しない場合には、国家が強制的に罰を与える。ところが、道徳は国家的強制力はない。せいぜい、周りの人間が眉をひそめるか、怒鳴る程度である。つぎに、「自由」と「わがまま」をともに道徳的問題と捉える考え方が可能である。道徳的問題とすれば、「自由」は、自分の行為に責任を持ち、他者への影響も考慮した自立した人間の行為となる。一方、「わがまま」は、自分の行為に責任をもたず、周囲の他者に与える影響を考慮しない、いわば、人間として自立できていない者の行為と考えることが出来る。模範解答例では、後者の考え方をとった。

模範解答例

私は、この課題では、「自由」と「わがまま」をともに道徳的問題として考えることにする。道徳的問題は、法律を犯すことと異なり、国家による罰則はない。言い換えれば本人の心と行動の問題であると考えられる。したがって、「自由」と「わがまま」の差は、私は、その行為をする人間の心の在り方に差があると考えている。「自由」を十分に理解している人間は、自分が携帯電話を使用したいと考えても、そこが公共の場であるか、そして禁止されている場所ではないか、また、近くに携帯の使用によって影響を受ける人が居ないかどうかを判断してから携帯電話の使用の可否を決定するだろう。そしてその決定に誤りがあれば、自己の行為の結果に謝罪や反省という心の動きが伴う。しかし、「わがまま」と呼ばれる人間は、携帯の使用の可否の判断はせず、しかも結果に対して責任を持つことはないであろう。このように考えると、「自由」は、自分の行為に責任を持ち、他者への影響も考慮する、社会的に自立した人間の行為となる。一方、「わがまま」は、自分の行為に責任を持たず、周囲の他者に与える影響を考慮しない、いわば、社会的人間として自立できていない自己中心的な人間の行為と考えることが出来る。したがって、社会的人間として自立した人間の行う行為が「自由」であり、社会的人間として自立できていない自己中心的な人間が行う行為が「わがまま」であると、私は考えている。

(594字)

後 期 試 験

テーマの設定力と文章の構成力を見る。時事問題への関心を見る。

┌─────────────┐
│ 出題者のネライ │
└─────────────┘

近頃の若者は「内向き」であるという表現をどこかで聞いたことがあるだろうか。最近の

┌─────────────┐
│ 書き方のポイント │
└─────────────┘

若者は、行動として中学時代などの地元の交友関係を重視する傾向がある。また、長期的な将来へのビジョンを持たないという傾向も指摘されている。昔といってもたかだか30年ほど前のことであるが、その頃は、小学校、中学校、高校、大学と進学するにつれて、友人が変わり、交友関係は大きく広がっていった。その中で将来について語り合ったり、恋愛を経験したものであった。そして社会に出ると転勤があり、そこで新たな人間関係が生まれていく。そんな状況の中で人間は成長していく。ところが、現在、若者の交友関係の狭さ、地元から動きたくないという傾向、そして自分の好きなことだけに向き合って暮らしたい、それに邪魔なものは排除したい、そして将来への長期ビジョンの欠落が指摘されているのである。これは、反社会的(犯罪などを犯すような行動)と言うよりも、非社会的(社会との関係を上手く形成できないような行動)というべきであろう。それでは、そのような状況に対して積極的に生きるためには、何が大切かというのが、この課題の趣旨である。

私は、若者が「内向き」の傾向を持っているということを認めた上で、私たち若者はもっ

┌─────────────┐
│ 模 範 解 答 例 │
└─────────────┘

と積極的に社会と関係を持つべきであると考えている。最近、私の回りでは、小学校や中学校の友達など、自分の住んでいる地元の友達を優先する人が多い。これに対して、私は、高校に来たのだから、高校でも新しい人間関係を持つべきだと感じる。彼らが同じように口にするのは、気楽だからという言葉である。彼らの言う「気楽だから」とはどのような意味だろうか。おそらく、お互いがみんなの昔を知っていて、安心できるということだろうと思う。私は、彼らが言う「安心出来る気楽さ」とは、実は傷つきたくないという気持ちの表れであるように思われてならない。人間は誰でも新しい人間関係を作るのは怖い。でも、その新しい人間関係を作ることによって、交流範囲が広がり、そして社会には様々な考え方をする人がいることを知ることが出来る。人間が社会に出れば、安心で傷つくことのない場所だけが用意されるわけではない。私には、安心で傷つくことのない場所を求める「内向き」を認める気持ちにはなれない。したがって、私が考える「人が積極的に生きるために大切なこと」とは、社会とつながりを持ち、そのつながりを拡大していくことである。人間は、社会の中でたくさんの人と出会い、そこで様々な考え方をする人がいることを知り、その中で自分の将来を考えることが出来ると思うからである。

(594字)

愛知学院大学

解　答

21 年度

前 期 試 験 A

出題者のネライ

テーマの設定力と文章の構成力を見る。

書き方のポイント

　「CO_2の削減への私の提言」は、難問である。CO_2の削減については、なぜ、必要かという点は理解できても、現在どのような取り組みが行われているかという点については多くの人々が理解をしていない。本来CO_2の削減と資本主義が生み出した工業化社会は矛盾する存在である。化石エネルギーを使用しなければ、利潤を上げることができないからである。新しいエネルギー源を開発する努力は続けられているが、必ずしも大きな成果を上げていない。多くの受験生が、太陽エネルギーや風力発電といった方向での論述で、新技術の開発を提言するだろう。しかし、問題の根本は、CO_2の削減と資本主義が生み出した工業化社会は矛盾する存在であり、工業化社会が生み出した生産物を使用している消費者は、その解決にほとんど関与していないというところにある。京都議定書以後、温室効果ガスの排出枠を決め、排出権取引をする市場を創設し、資本主義の中に組み込むという画期的な方法が考案されたが、排出権取引は、単に温室効果ガスの排出枠を企業間で移動させるだけで、根本的な解決にはなっていない。また全ての国が温室効果ガスの排出枠を決めることに同意しているわけでもない。したがって、ここでは消費者（全ての人類）が参加できるようなシステムに関する提言が必要である。携帯電話のユニバーサルサービス料のような制度を設け、取引市場に全人類が参加する方法も一つである。これは、排出権の移動ではなく、排出権を買い取って金銭との相殺によってCO_2を消滅させる行為であるといってよい。排出権の移動よりもより大きな効果が望めるだろう。

模範解答例

　私は、CO_2の削減には、CO_2の削減に消費者が参加するシステムを作る必要があると思う。なぜなら、今のCO_2の削減を実現するシステムには、消費者が参加していないからである。工業化された社会では、エネルギーが化石燃料であるためにどうしてもCO_2を排出する。一方環境問題から見るとCO_2の削減が必要である。しかし、化石燃料を使用しない時代に戻れと言っても無理な話であろう。京都議定書以後、温室効果ガスの排出枠を決め、排出権取引をする市場を創設し、資本主義の中に組み込むという画期的な方法が考案されたが、そこには、消費者が参加していない。CO_2削減の問題は、企業だけではなく、すべての人類が負担すべき問題であると思う。排出権取引は、単に温室効果ガスの排出枠を企業間で移動させるだけで、根本的な解決にはなっていない。ここに消費者が参加し、排出権取引市場よりも、有利な価格でCO_2の排出権を買い取り、消滅させることができる。排出権取引市場には、消費者が関与していないし、またどのような負担もしていない。私たち消費者も、携帯電話のユニバーサルサービス料のように、全員が負担するようなシステムを作り、企業にお金を払う必要がある。企業は、設備の更新や新しい技術の導入によってCO_2を減少させることができるだろう。このように考えて、私はCO_2の削減に消費者が参加するシステムを作り上げるように、提言する。　　　　（593字）

中 期 試 験

出題者のネライ

テーマの設定力と文章の構成力を見る。

書き方のポイント

2008年ほど食の安全性が話題となった年は無かったと言えよう。輸入食材への薬品混入、国内での偽装販売など、国民の多くが食の安全性について疑問を持った。食の安全性とは、「食材を摂取しても、その食材が人体に悪影響を与えない」ことを保障し、「もしも人体に悪影響が現れるような場合には、その食材がどこで生産されたかを特定し、再発を防止する」ことである。この二つを成立させるようなシステムを考える必要がある。なお、この課題では、こんな事件がありましたといった内容では高い評価は望めない。それでは、二つの条件を成立させるものとは何だろうか。一つは、生産者のモラルであり、もう一つは消費者による食材への厳しい監視である。

模範解答例

私は、食の安全性とは、「食材を摂取しても、その食材が人体に悪影響を与えない」ことを保障し、「人体に悪影響が現れた場合には、その食材がどこで生産されたかを特定し、再発を防止する」ことであると考えている。今年は食材への薬品の混入や偽装販売など、食に関わる事件が多かった。そこに見られるのは、生産者のモラルの低下である。このような現状に消費者である我々はどのように対処すべきだろうか。最近新聞で読んだ記事に、ＢＳ牛の記事があった。かつてＢＳ牛が問題となったときに、アメリカはただ買え買えという要求ばかりであった。しかし、オーストリアは、牛の誕生から食肉として販売されるまで、タグによる管理を徹底し、また牛肉の生産工場でもナイフの消毒などを徹底的したという。その結果、アメリカからの輸入が解禁されてもオーストリアの牛肉が圧倒的なシェアを占めているという。これこそ、食の安全性を守るための一つの方向性を示しているのではないだろうか。これは、消費者が食材に厳しい目を向け、そして生産者がその厳しい目に応えて食材の生産から販売までを管理し、また、責任の所在を明確にするというモラルを獲得したからである。したがって、私は、食材が人体に悪影響を与えないことを保障し、食材による健康被害の再発を防止しようという消費者の厳しい意識があれば、生産者のモラルは向上し、食の安全を確保することができると考えている。

（592字）

後 期 試 験

出題者のネライ

テーマの設定力と文章の構成力を見る。

書き方のポイント

　この課題では、絶対にゴミ問題を出してはならない。環境保護について考える場合、身近なところ、つまり自分でも出来るところから考える方向と、逆にこの様にあらねばならないという、大きな見地から考える二つの方向がある。ゴミ問題は身近な環境保護だが、これは小学生が選択する内容である。環境、特に地球環境は、宇宙の中で見れば、一つの閉ざされた空間である。この空間の中で我々は生きている。それでは、この閉ざされた空間が汚染された場合、我々はどうなるだろうか。待っているのは「死」であり、人類と生物の絶滅である。次に汚染の原因はどこにあるのだろうか。ゴミを捨てることだろうか。むしろ、現在の環境汚染は、工業化社会を生み出した科学技術であり、そしてその汚染を科学技術で解決しようとしているという矛盾の中にある。科学と科学技術は別である。科学は、いわば科学のための科学であり、純粋に研究である。一方科学技術は科学の成果の応用である。ここに科学と科学技術の違いがある。科学は本来、設け話とは無縁である。ところが科学技術は、生産過程に組み込まれると利潤を生み出す源泉となる。そこからより多くの利潤を得ようとすれば、コストを下げるために環境保護対策は犠牲となる。これが現在の環境汚染の原因の一つと考えられている。

模 範 解 答 例

　私は、環境を保護するということは、逆に環境汚染について考えることであると思う。そして、私は、科学技術を管理することが環境保護につながると考えている。現在の環境汚染は自然に起きたわけではない。社会の工業化に伴って、科学が科学技術となり、そこからより多くの利潤を引き出すために、環境保護対策が犠牲となった結果である。化学物質による環境汚染が、そのことを示している。環境ホルモンと呼ばれる物質が環境を汚染しているというが、人類は、新たな化合物を作り出す一方で、化学反応について全てを知っている訳ではない。地球は宇宙の中では閉ざされた空間であり、どこにも逃げ場がない場所である。この閉鎖空間の環境を維持するためには、環境を汚染するような行為を厳密に管理することが必要になる。今まで、新しい科学技術が開発されると、私たちにとって恩恵となると信じられてきた。しかし、現状は必ずしもその考え方を肯定する状態にはない。科学技術の開発は、開発と放棄を同時に考えて行うべきである。それは、たとえどんなに素晴らしい科学技術であっても、環境に影響を与え、その影響を取り除く方法がないのであれば、その技術を実際に利用することを断念するということである。科学技術を管理するとは、科学技術の開発と放棄という過程を監視し、管理することである。したがって、私は、科学技術を管理することが環境保護につながると考えるのである。

（594字）

大阪歯科大学

解　答

前　期　試　験

21 年度

出題者のネライ

テーマの設定力と文章の構成力を見る。

書き方のポイント

　出題内容は、二つの課題が含まれているように読めるが、実際には一つにつながっている。ここで二つの内容を入れようとすると、400字では文章の構成が破綻する。「歯科医師には○○の魅力があり、未来の歯科医師像は△△のようになるだろう。」という構成が妥当なところである。その際に、歯科医師の未来像から逆算して戻ると書きやすいだろう。現在、歯科医師も含め医師の世界では、医療訴訟や医師の偏在など、数多くの問題がある。その根本的な原因は、医師と患者との意識に差があることである。医師は、医療の現場では、なんでも起こり得ることを経験として知っている。つまり、必ずしも患者は完治せずに死ぬ場合もある。ところが、患者、むしろ社会全体は、完璧な医療を求める。その結果、満足がいかなければ訴訟を起こすという行動に出る。このような状況の中で、未来の歯科医師像はどうあるべきなのだろうか。また、その未来の歯科医師像につながっていく職業としての歯科医師の魅力とは、何だろうか。ここでは、収入の問題は挙げない。未来においては、訴訟を考えると必ずしも収入と歯科医師が見合う保障はない。また、このような課題に対して収入を魅力に挙げるとしたら、「未来の歯科医師像も含めて述べて下さい。」という課題の意味を全く理解していない。すると、残るのは、歯科医師としての社会貢献か、患者を治療するという行為の崇高さを考えることになる。ここでは、「未来の歯科医師像も含めて述べて下さい。」という文言から、社会貢献を模範解答例のポイントとした。

模範解答例

　私は、歯科医師としての専門的知識と技術を生かして社会貢献ができることに魅力を感じている。なぜなら、歯科医師は専門職であり、専門職として患者を治療することで社会に貢献できると考えているからである。そして、私は、地域社会に貢献することによって、より歯科医師としての職業の魅力は高まるように思う。また、それが未来の歯科医師像であると考えている。歯科医師が地域の中でホームドクターとして、住民の歯を生まれたときから検査・管理することで、歯の状態を最適な状態に保つことができると思う。歯に異常が起きた場合、それまでの治療歴が蓄積されていれば、より適正な治療が出来るだろう。このように考えると、未来の歯科医師像とは、住民の歯を生まれたときから検査・管理し、歯の状態を最適な状態に保つための地域でのホームドクターであり、私は、そのような地域に社会貢献できる専門的職業としての歯科医師に魅力を感じるのである。

(396字)

私立大学　歯学部小論文入試問題模範文例集

平成 30 年 7 月 26 日　初版第 1 刷発行

編　集　　みすず学苑中央教育研究所

発行所　　株式会社ミスズ　　　　　　　　　定価　本体 3,800 円＋税

　　　　　〒167−0053

　　　　　東京都杉並区西荻南 2 丁目 1 7 番 8 号

　　　　　　　　　ミスズビル 1 階

　　　　　電　話　０３（５９４１）２９２４(代)

印刷所　　タカセ株式会社

本書の一部又は全部の複製、転写、コピーは著作権に触れるので禁止する。

● 本シリーズ掲載の入試問題について、万一、掲載許可手続きに遺漏や不備があると思われる
ものがありましたら、当社までお知らせ下さい。

● 乱丁・落丁等につきましてはお取り替えいたします。

● 本書の内容についてのお問合せは、具体的な質問内容を明記のうえ、ハガキ・封書を当社宛
にお送りいただくか、もしくは下記のメールアドレスまでお問合せ願います。

〈 お問合せ用メールアドレス：info-mgckk@misuzu-gakuen.jp 〉